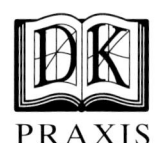

PRAXIS

OSTEOPOROSE

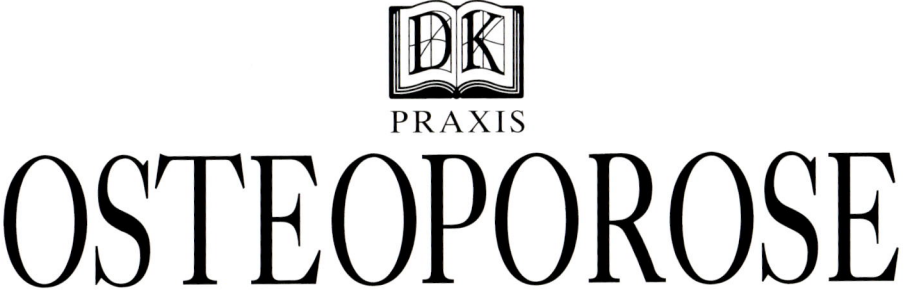

PRAXIS

OSTEOPOROSE

DR. JULIET COMPSTON

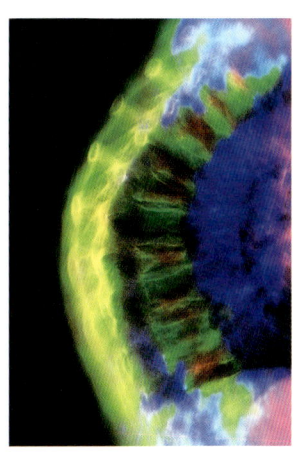

MEDIZINISCHE BETREUUNG
DR. TONY SMITH

✤ Dorling Kindersley Praxis ✤

HINWEIS

Dieses Buch soll den Arztbe-
such nicht ersetzen, sondern
interessierten PatientInnen,
die mehr über ihre Erkrankung erfahren wollen, Ergän-
zungen zum ärztlichen Rat
liefern.

Bevor Sie sich irgendeiner
Form von Selbstbehandlung
unterziehen, **sollten Sie stets
Rücksprache mit Ihrem Arzt
halten.**

Bedenken Sie vor allem auch,
dass in unserer heutigen
schnelllebigen Zeit medizinische Fortschritte an der Ta-
gesordnung sind und somit
einige der in diesem Buch
enthaltenen Informationen
über Medikamente und Be-
handlungsformen bald schon
überholt sein können.

Bitte beachten Sie:
Der Verlag bedauert, dass er
Leseranfragen nicht beant-
worten kann.

DORLING KINDERSLEY

Lektorat Mary Lindsay
Gestaltung Sarah Hall
Herstellung Michelle Thomas

Cheflektorat Stephanie Jackson
Chefbildlektorat Nigel Duffield

Produziert für Dorling Kindersley von
Design Revolution, Brighton
Chefredaktion Ian Whitelaw
Gestaltung (verantwortlich) Fiona Roberts
Redaktion Julie Whitaker
Gestaltung Vanessa Good

Die Deutsche Bibliothek – CIP-Einheitsaufnahme

Ein Titeldatensatz für diese Publikation ist bei
Der Deutschen Bibliothek erhältlich.

Titel der englischen Originalausgabe:
Family Doctor Guide to Osteoporosis

© Dorling Kindersley Limited, London, 1999

Text © Family Doctor Publications, 1999

© der deutschsprachigen Ausgabe by Dorling Kindersley Verlag GmbH,
München, 2001
Alle deutschsprachigen Rechte vorbehalten

Übersetzung Petra Sporbeck-Hörning
Redaktion Redaktionsbüro Maryna Zimdars, München
Satz Easy Pic Library GmbH, München

ISBN 3-8310-0095-6

Besuchen Sie uns im Internet
www.dk.com

Inhalt

Einführung

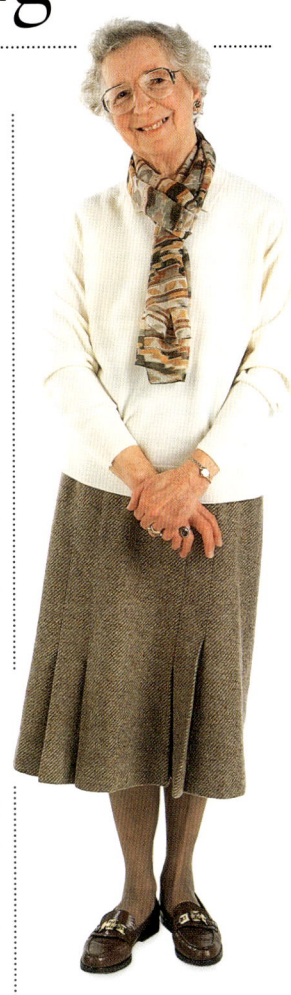

*Gebrechlichkeit, Knochenbrüche, Witwen-
buckel und Abnahme der Körpergröße – sind
dies alles natürliche Attribute des Alterns? Nein,
tatsächlich sind es Symptome einer Krankheit,
der Osteoporose, die sich verhindern lassen, wenn
Sie rechtzeitig im Leben Vorsorge treffen.*

Lässt man die Osteoporose ungehindert fortschreiten,
ist sie beim älteren Menschen eine der Hauptursachen
für Leiden, Behinderung und Tod. In den letzten Jahren
hat sich das Bewusstsein für die mittlerweile als Volks-
krankheit eingestufte Osteoporose geschärft. Es konnten
wichtige Fortschritte bei Diagnose und Behandlung erzielt werden.

OSTEOPOROSE – WAS IST DAS?

Unter Osteoporose versteht man ein Poröser- oder
Dünnerwerden der Knochen. Dieses Phänomen findet
sich bei den meisten hoch betagten Menschen. Dabei ist
eine gewisse Verminderung der Knochenmasse im Alter
natürlich. Sie gewinnt aber dann Krankheitswert, wenn
die verbliebene Knochenmasse so gering ist, dass die
Knochen leichter brechen. Gesunde, junge Knochen
brechen nur bei großer Gewaltanwendung. Mit zunehmendem Alter und bei bestimmten Krankheiten werden
sie dünner, schwächer und anfälliger. Frakturen auf
Grund verminderter Knochendichte gehören zu den

KNOCHENBRUCHRISIKO
*Ältere Frauen sind bei Stür-
zen stark bruchgefährdet, da
Osteoporose die Knochen
schwächt.*

Charakteristika der Osteoporose, besonders betroffen sind Handgelenk, Wirbelsäule und Oberschenkelhals. Das osteoporosebedingte Bruchrisiko steigt mit dem Alter. Nach verschiedenen Studien wird in den westlichen Industrieländern für eine 50-jährige Frau das Risiko, einen Oberschenkelbruch zu erleiden, mit 17 Prozent, für gleich altrige Männer mit 6 Prozent angegeben. Die Häufigkeit bei den über 90-jährigen Frauen liegt bei 33 Prozent, bei gleich altrigen Männern bei 17 Prozent. Insgesamt schätzen Experten, dass in den alten Bundesländern jährlich 55 000 Frauen und 15 000 Männer einen Oberschenkelhalsbruch erleiden.

Die Osteoporosehäufigkeit weist weltweit starke Unterschiede zwischen den Ländern auf, wobei sie anscheinend in Westeuropa und in den USA am häufigsten vorkommt.

Da die Lebenserwartung der Bevölkerung ständig zunimmt, ist in den nächsten 50 Jahren mit einem Anstieg der über 60-Jährigen und damit einer dramatischen Zunahme der osteoporosebedingten Brüche um 100 Prozent und mehr zu rechnen.

Osteoporotische Knochenbrüche und ihre Folgen stellen für viele ältere Menschen in den westlichen Industrieländern ein großes gesundheitliches Problem dar. Die Sterblichkeit unmittelbar nach einem Oberschenkelhalsbruch und bis zu einem Jahr danach liegt in Westeuropa zwischen 10 und 20 Prozent.

Die Kosten, die unserem Gesundheitssystem durch die Osteoporose entstehen, sind enorm. Allein für Behandlung der hüftnahen Oberschenkelbrüche müssen jährlich etwa 900 Millionen DM aufgewendet werden, die Gesamtkosten für die Osteoporosekrankheit werden auf über zwei Milliarden DM geschätzt.

Fallgeschichte 1: KRANKHEITSBEDINGTE OSTEOPOROSE

Fred bekam mit 16 Jahren Morbus Crohn, eine entzündliche Darmerkrankung. In mehreren Operationen wurde erkranktes Darmgewebe entfernt. Zusätzlich musste er Kortikoide nehmen. Mit 22 Jahren litt er an starken Rückenschmerzen. Eine Röntgenuntersuchung zeigte, dass seine Knochen dünn geworden waren und an der Wirbelsäule ein Wirbelkörper (Vertebra) eingebrochen war. Nach der Diagnose Osteoporose wurden eine Schmerztherapie sowie eine Behandlung zur Vorbeugung weiterer Knochenschwundes eingeleitet. Es handelt sich hier um eine sekundäre Osteoporose als Ergebnis einer Kortikoid-Langzeitbehandlung sowie einer chronisch behinderten Nährstoffaufnahme.

Fallgeschichte 2: POSTMENOPAUSALE OSTEOPOROSE

Marie war 56 Jahre, als sie sich das Handgelenk brach. Eigentlich ging es ihr bis dahin gut, Brüche hatte sie bislang noch keine gehabt. Den Handgelenkbruch zog sie sich zu, als sie beim Einkaufen stolperte und auf die ausgestreckte Hand fiel. Sie wurde im Krankenhaus ambulant versorgt und bekam einen Gips. Bei der Nachkontrolle ein paar Wochen später bekam sie eine Überweisung zur Knochendichtemessung. Dabei wurden eine Osteoporose nachgewiesen und eine Behandlung mit Hormonen eingeleitet. Da keine anderen Ursachen für eine Osteoporose gefunden wurden, lautete die Diagnose postmenopausale Osteoporose.

Fallgeschichte 3: VORZEITIGE MENOPAUSE

Sylvia, 70 Jahre, suchte ihren Arzt auf, weil ihr aufgefallen war, dass sie in den letzten Jahren ein gutes Stück kleiner geworden war. Auch ihr Rücken war runder geworden und ihre Figur hatte sich verändert: keine Taille mehr und ein rund vorgewölbter Bauch. Alltagsverrichtungen wie Hausarbeit oder Einkaufengehen fielen ihr immer schwerer, weil ihr längeres Stehen ziemlich starke Rückenbeschwerden verursachte. Sie war zwar im Allgemeinen immer gesund gewesen, hatte aber die Menopause schon früh mit 41 Jahren bekommen, ohne dass ihr damals eine Hormonsubstitution angeraten wurde. Röntgenbilder der Wirbelsäule wiesen Knochenschwund nach. Sie wurde mit Physiotherapie behandelt und bekam Medikamente, die dem weiteren Knochenabbau entgegenwirken sollten. Hier schien die Frühmenopause der wichtigste Faktor für die Entstehung einer schweren Osteoporose der Wirbelsäule zu sein.

WICHTIGES AUF EINEN BLICK

- Osteoporose entsteht durch verminderte Knochenmasse und geht mit erhöhter Frakturneigung einher.
- Osteoporose betrifft zwar primär ältere Frauen, kann aber auch bei Männern und in jeder Altersstufe vorkommen.
- Von den über 50-Jährigen wird eine von 6 Frauen und einer von 16 Männern einen osteoporotischen Oberschenkelhalsbruch bekommen.

WIE ENTSTEHT OSTEOPOROSE?

Wie entsteht Osteoporose?

Unsere Knochen sind ein lebendes Gewebe, das sich vor allem aus Mineralstoffen und Eiweiß zusammensetzt. Es wird kontinuierlich abgebaut und wieder neu gebildet. Etwa ab dem 40. Lebensjahr beginnt als Teil des Alterungsprozesses der Abbau zu überwiegen. Diese Altersatrophie gefährdet normalerweise nicht das Skelett.

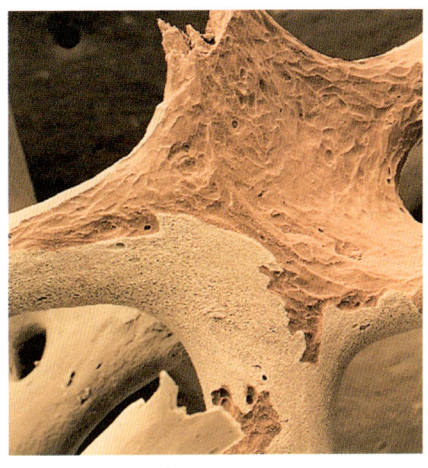

PORÖS UND BRÜCHIG
Dieser elektronenmikroskopische Ausschnitt zeigt die Spongiosa eines gebrochenen osteoporotischen Oberschenkelknochens. Die Körnung der helleren Bereiche zeigt, dass der Knochen bereits entmineralisiert ist.

DIE NORMALE KNOCHENSTRUKTUR

Der Knochen besteht aus einer äußeren Schicht harten Gewebes, der Kortikalis, die ein Netz aus feinen Knochenplättchen und -bälkchen, die Substantia spongiosa, umgibt. Innerhalb dieses Maschenwerks befindet sich das Knochenmark. Die Kortikalis ist nicht überall im Skelett gleich dick. So haben Schädel-, Arm- und Beinknochen eine dickere Kortikalis als die Wirbelkörper, die in erster Linie aus Spongiosa bestehen und nur einen dünnen Überzug aus hartem kortikalem Knochen haben. Wie kräftig und stabil unsere Knochen sind, hängt

Das menschliche Skelett

Das Skelett besteht aus 206 Knochen, die durch Gelenke miteinander verbunden sind. Sie bilden ein kräftiges Gerüst, das per Muskelkraft bewegt wird. Manche Knochen umgeben schützend innere Organe wie die Lungen oder das Gehirn.

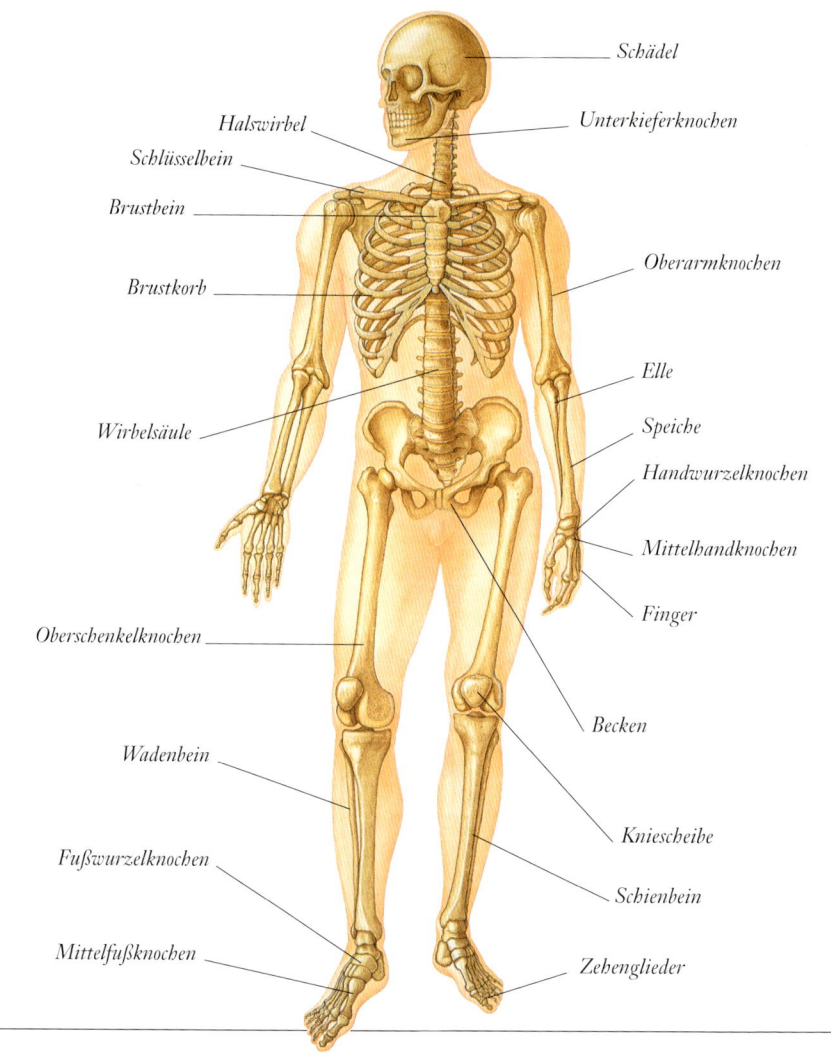

Schädel

Halswirbel

Unterkieferknochen

Schlüsselbein

Brustbein

Oberarmknochen

Brustkorb

Elle

Wirbelsäule

Speiche

Handwurzelknochen

Mittelhandknochen

Finger

Oberschenkelknochen

Becken

Wadenbein

Kniescheibe

Fußwurzelknochen

Schienbein

Mittelfußknochen

Zehenglieder

im Wesentlichen von der Kortikalis, aber auch vom spongiösen Knochen ab. Der Knochen setzt sich in erster Linie aus Protein bzw. Kollagen und Knochenmineralien, darunter Kalzium, zusammen.

Von Geburt an wird abgenutzter Knochen abgebaut und durch neuen, kräftigen ersetzt. Ohne diesen Umbauprozess, der sich an der Knochenoberfläche abspielt, wäre unser Skelett bereits in jungen Jahren schwach und bruchanfällig. Es gibt zwei Hauptgruppen von Knochenzellen: die Osteoklasten oder Knochenfresszellen, die Knochen abbauen, und die Osteoblasten oder Knochenbildungszellen, die neuen Knochen schaffen. Beide Zellgruppen werden im Knochenmark gebildet.

Veränderung der Knochenstruktur

Der Knochen besteht aus einer Außenhülle (Periost), einer Schicht von dichtem, kompaktem Aufbau (Kortikalis) und aus spongiösem Gewebe. Bei der Osteoporose werden Kortikalis und Spongiosa dünner und poröser.

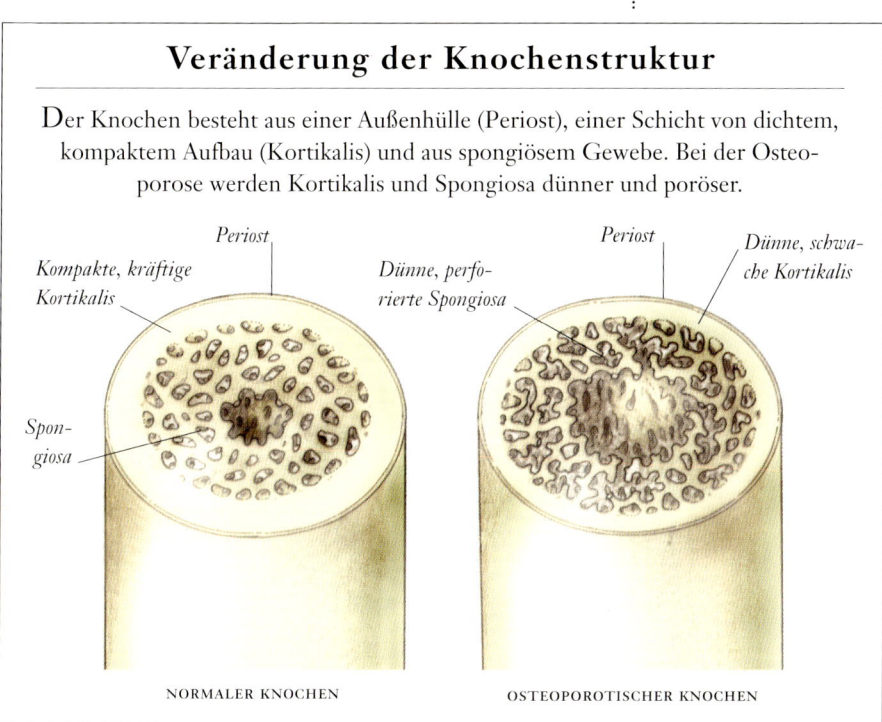

Periost

Kompakte, kräftige Kortikalis

Dünne, perforierte Spongiosa

Periost

Dünne, schwache Kortikalis

Spongiosa

NORMALER KNOCHEN

OSTEOPOROTISCHER KNOCHEN

Mit zunehmendem Alter werden die Osteoklasten aktiver als die Osteoblasten, so dass der Knochenabbau überwiegt und Knochenmasse verloren geht.

KNOCHENVERÄNDERUNGEN

Bei der Osteoporose ist die Menge an kompakter und spongiöser Knochenmasse verringert. Die äußere Schicht kompakten Knochens wird dünner, der Knochen verliert dadurch an Festigkeit. Die ehemals stabilen Knochenplättchen und -bälkchen werden dünn und porös, der spongiöse Knochen verliert an Substanz, die Stabilität der Knochenstruktur geht verloren. Dieser Knochenschwund führt insgesamt zu einer erhöhten Bruchneigung.

KNOCHENMASSE-VERÄNDERUNG

In jungen Jahren wachsen die Knochen nicht nur in die Länge, sie werden auch kräftiger. Im Alter zwischen 30 und 40 Jahren erreicht das Skelett seine maximale Knochenmasse (Peak Bone Mass).

Diese maximale Knochenmasse weist starke individuelle Unterschiede auf und ist bei Männern höher als bei Frauen. Personen mit kräftigem Körperbau haben höhere Werte als schmale, grazil gebaute.

Von der Gipfelknochenmasse hängt unter anderem Ihr individuelles Osteoporoserisiko ab. Bei einem niedrigen Spitzenwert reicht schon ein geringer Knochenverlust, damit der Knochen bruchgefährdet ist. Eine hohe Peak Bone Mass dagegen schützt vor Osteoporose.

WAS DIE PEAK BONE MASS BESTIMMT

Die Faktoren, die Einfluss auf die Peak Bone Mass nehmen, sind noch nicht genau bekannt. Als erwiesen gilt

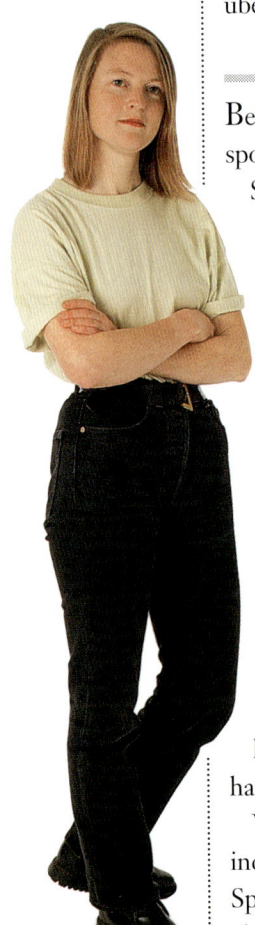

KNOCHENMASSE UND ALTER
Zwischen 30 und 40 Jahren erreichen wir unsere maximale Knochenmasse, die bei Frauen niedriger ist.

Die Folgen für den Wirbelkörper

Wenn die äußere kompakte Schicht des Knochens und sein schwammartiges Inneres dünner werden, werden die Knochen poröser und zerbrechlicher. Wirbel verlieren durch diesen Substanzverlust an Stabilität und können einbrechen.

Kräftiger, kalziumreicher Knochen

Mit Knochenmark gefüllte Hohlräume

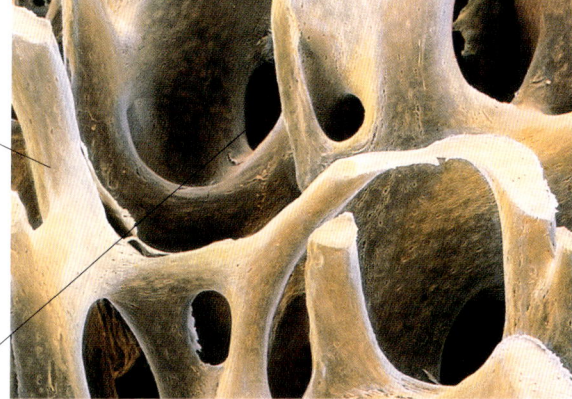

NORMALES SPONGIÖSES KNOCHENGEWEBE EINES WIRBELKÖRPERS

Knochenmasseverlust, wenn der Knochenabbau die Knochenneubildung überwiegt

Zerbrechliches, brüchiges Knochenmaterial

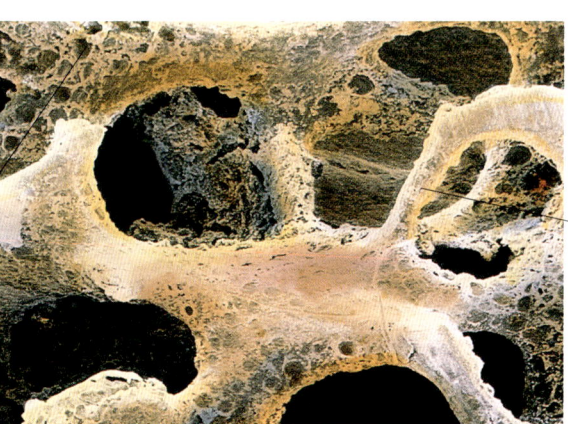

OSTEOPOROTISCHE OSPONGIOSA EINES WIRBELKÖRPERS

jedoch, dass Vererbung eine große Rolle spielt. Aber auch die Kalziumzufuhr und körperliche Betätigung sind von Bedeutung. Und schließlich haben auch die Geschlechtshormone einen Einfluss. So führt beispielsweise eine Amenorrhoe (Ausbleiben der monatlichen Regelblutung) zu einer deutlichen Verringerung der maximalen Knochenmasse, während sich die oralen Kontrazeptiva, die »Anti-Babypille«, positiv auf deren Höhe auswirken.

ALTERSABHÄNGIGER KNOCHENVERLUST

Ab etwa dem 40. Lebensjahr beginnt der Knochen, im Rahmen des normalen physiologischen Alterungsprozesses kontinuierlich an Masse zu verlieren.

Frauen büßen im Laufe ihres Lebens etwa 35 Prozent an Kortikalis- und 50 Prozent an Spongiosasubstanz ein, der Knochendichteverlust der Männer beträgt nur etwa zwei Drittel davon. Da Frauen mit einer geringeren Knochenausgangsmasse starten, nach der Menopause einen erhöhten Knochenverlust haben und länger leben als Männer, haben sie auch ein höheres Osteoporoserisiko. Tatsächlich haben praktisch alle 80-jährigen Frauen eine so geringe Knochenmasse, dass ein Sturz zum Knochenbruch führen kann.

Die Ursachen der altersabhängigen Osteoporose sind noch nicht vollständig geklärt, für postmenopausalen Knochenverlust gilt jedoch Östrogenmangel als hauptverantwortlich. Bei einigen Menschen reicht bereits der altersabhängige Knochenschwund aus, um im hohen Alter Osteoporose zu verursachen. Bei manchen geht jedoch mehr Knochenmasse verloren, als es altersentsprechend wäre. Die hierfür verantwortlichen Faktoren werden im nächsten Kapitel behandelt.

Knochenmasseverlust

Diese graphische Darstellung zeigt, dass die Knochendichte bei Frauen nach der Menopause steil abfällt – das Frakturrisiko steigt.

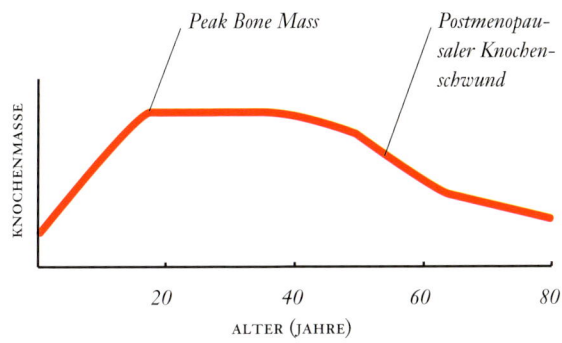

ENTWICKLUNG DER KNOCHENMASSE – FRAUEN

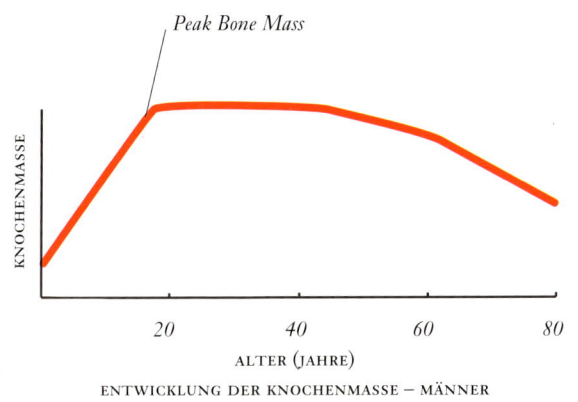

ENTWICKLUNG DER KNOCHENMASSE – MÄNNER

17

WICHTIGES AUF EINEN BLICK

- Der Knochen besteht in erster Linie aus Protein und Mineralien, darunter Kalzium.
- Während Kindheit und Adoleszenz nimmt die Knochenmasse kontinuierlich zu und erreicht zwischen 30 und 40 Jahren ihren Spitzenwert.
- Ab dem 40. Lebensjahr beginnt das Skelett – von Mann und Frau – kontinuierlich an Knochenmasse zu verlieren.
- Das Risiko, eine Osteoporose zu entwickeln, hängt stark davon ab, wie hoch die erreichte Peak Bone Mass und wie hoch die Verlustrate in späteren Jahren ist.

Wer ist osteoporose-gefährdet?

Osteoporose kann jeden treffen; einige sind stärker gefährdet als andere. Das Osteoporoserisiko hängt von vielen Faktoren ab; neben Alter, Geschlecht und Rasse sind dies Erkrankungen und Lebensgewohnheiten.

Ältere Frauen haben ein wesentlich höheres Risiko als junge Männer, Angehörige des afro-karibischen Raums ein wesentlich geringeres Risiko als Asiaten oder weiße Europäer. Genetische Faktoren haben großen Einfluss auf die Höhe der Peak Bone Mass und bestimmen die altersabhängige Knochenschwundrate mit. Und schließlich können auch verschiedene Erkrankungen, Medikamente oder bestimmte ungünstige Lebensgewohnheiten das Osteoporoserisiko stark erhöhen.

GENETISCHE FAKTOREN

Da Osteoporose sehr häufig ist, haben viele von uns auch die eine oder andere Verwandte, die daran leidet. Und so stellen wir uns die bange Frage, ob uns die Erkrankung eines Tages auch trifft. Denn Osteoporose ist

WENIGER STARK GEFÄHRDET *Personen aus dem afro-karibischen Raum haben, unabhängig von Alter oder Geschlecht, ein geringeres Osteoporoserisiko als weiße Europäer oder Asiaten.*

19

zwar in einem gewissen Maß altersabhängig, doch üben auch genetische Faktoren Einfluss auf ihr Auftreten aus. So ist die Peak Bone Mass in erster Linie genetisch festgelegt. In den letzten Jahren wurde allerdings immer deutlicher, dass auch anderen Faktoren bei der Entstehung der Osteoporose eine große Bedeutung zukommt.

Grundsätzlich gilt jedoch, dass Personen mit sehr leichtem Körperbau – der im Allgemeinen vererbt wird – ein erhöhtes Osteoporoserisiko haben. Frauen, deren Mütter im Alter einen Oberschenkelhalsbruch hatten, haben ein doppelt so hohes Risiko, einen solchen Bruch zu erleiden.

Wichtige Osteoporose-Risikofaktoren

Verschiedene Faktoren können das Osteoporoserisiko erhöhen.

* Vorzeitige Menopause
* Amenorrhoe
* Kortikoidtherapie
* Zurückliegende osteoporotische Brüche
* Schilddrüsenerkrankung
* Krebserkrankung
* Chronische Leber- oder Nierenerkrankungen

RISIKOFAKTOREN

Bestimmte Gesundheitsstörungen und Medikamente sind mit einem erhöhten Osteoporoserisiko verbunden. Hierzu gehören eine vorzeitige Menopause, das Ausbleiben der Regelblutung, die Behandlung mit Kortikoiden (Kortison), bereits vorliegende osteoporitische Frakturen und Krankheiten wie Schilddrüsenfunktionsstörungen und Krebs.

VORZEITIGE MENOPAUSE

Unter der Menopause versteht man den Zeitpunkt der letzten Regelblutung – dieser liegt meist zwischen dem 45. und 50. Lebensjahr. Tritt die Menopause früher ein, entweder natürlich oder nach Entfernung der Eierstöcke oder infolge einer Strahlen- oder Chemotherapie, spricht man von einer vorzeitigen oder Frühmenopause.

Der damit verbundene Östrogenmangel führt zu einem erhöhten Risiko für Osteoporose.

AMENORRHOE

Amenorrhoe, das Ausbleiben der monatlichen Regelblutung vor der Menopause, kann viele verschiedene Gründe haben. Häufig kommt sie bei Frauen mit Anorexia nervosa, besser bekannt als Magersucht, vor und auch bei sehr schlanken Frauen, die extrem stark trainieren, z. B. bei Hochleistungssportlerinnen oder Balletttänzerinnen. In den meisten dieser Fälle haben die Frauen früher normal menstruiert, so dass eine sekundäre Amenorrhoe vorliegt.

In den selteneren Fällen einer primären Amenorrhoe, die genetisch oder durch eine Erkrankung des Fortpflanzungssystems verursacht wird, verzögert sich die erste Regelblutung oder bleibt ganz aus. Eine Amenorrhoe ist durch Östrogenmangel gekennzeichnet und stellt einen wichtigen Risikofaktor dar.

KORTIKOIDTHERAPIE

Eine Kortikoidtherapie wird bei vielen Erkrankungen wie Rheuma, entzündlichen Darmerkrankungen und verschiedenen Krebsformen verschrieben. Doch so hilfreich die Kortikosteroide auch sind, leider verursachen sie einen starken Knochenabbau und damit letztlich Osteoporose. Eine noch »sichere« Dosis bzw. eine Schwellendosis, unterhalb derer das Osteoporoserisiko gering ist, wurde bislang nicht eindeutig definiert. Neuere Untersuchungen belegen jedoch, dass bei der chronischen Polyarthritis (Rheuma) Prednisondosen von weniger als 6 bis 7 Milligramm pro Tag kaum mit einem erhöhten Knochenabbau einhergehen. Als Grundsatz gilt: je höher die Kortikoiddosis, desto größer das Osteo-

EXTREMES TRAINING
Bei Leistungssportlerinnen kann die Periode wegen der starken körperlichen Belastungen ausbleiben.

poroserisiko. Ein erhöhtes Osteoporoserisiko besteht nur bei einer Kortikoidlangzeittherapie, während die kurzfristige Gabe von Kortikoiden keinen schädigenden Einfluss zu haben scheint. Auch kortikoidhaltige Cremes und Salben zur äußerlichen Anwendung oder Kortiko- idinjektionen in die Gelenke scheinen nicht knochen- schädigend zu wirken. Inhalatives Kortison, wie es in der Asthmatherapie eingesetzt wird, verursacht nur Proble- me, wenn es jahrelang hoch dosiert eingenommen wird.

FRÜHERE OSTEOPOROTISCHE BRÜCHE

Menschen, die bereits eine oder mehrere osteoporo- tische Frakturen erlitten haben, weisen wahrscheinlich eine insgesamt brüchigere Knochenstruktur auf. Das trifft vor allem für Frauen mit einem oder mehreren Wirbelfrakturen zu. Ihr Risiko, weitere Knochenbrüche zu erleiden, ist um ein Siebenfaches er- höht. Alle Frauen, die bereits einmal Brüche hatten, gelten als Menschen mit einem hohen Risiko.

SCHILDDRÜSEN- ERKRANKUNG

Eine Überproduktion des Schild- drüsenhormons Thyroxin verur- sacht Knochenverlust und kann, wenn nicht rechtzeitig behandelt wird, Osteoporose verursachen.

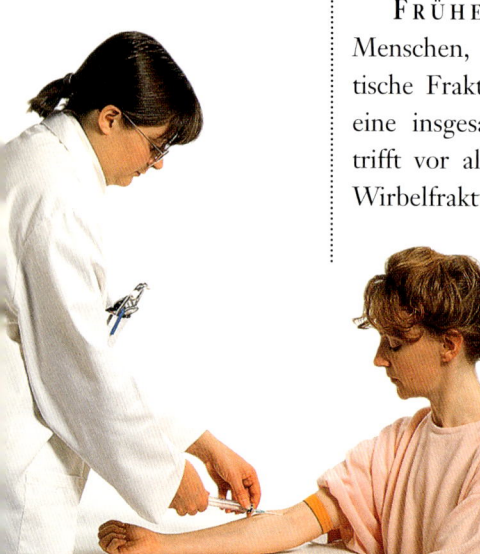

BLUTTEST
Frauen, die das Schilddrü- senhormon Thyroxin bekom- men, sollten ihr Blut regel- mäßig kontrollieren lassen.

Derselbe Effekt tritt ein, wenn Thyroxin zu hoch dosiert zur Behandlung einer Schilddrüsenunterfunktion einge- setzt wird. Um dies auszuschließen bzw. um eine korrek- te Dosis zu gewährleisten, sollten hier regelmäßig Blut- tests durchgeführt werden.

KREBS

Bestimmte Formen der Krebserkrankung gehen mit einem schnellen Knochenabbau, der zur Osteoporose führt, einher. Am weitesten verbreitet ist das Myelom, eine bösartige Knochenmarkserkrankung.

SONSTIGE ERKRANKUNGEN

Auch verschiedene andere Erkrankungen gehen mit einem hohen Osteoporoserisiko einher. Dazu zählen einige Formen der chronischen Lebererkrankung, Niereninsuffizienz und entzündliche Darmerkrankungen.

LEBENSSTIL-RISIKOFAKTOREN

Viele unserer Lebensgewohnheiten, wie die Ernährung, körperliche Betätigung sowie Alkohol- und Nikotinkonsum, können sich auf die Gesundheit unserer Knochen auswirken. Zwar ist der Einfluss dieser Faktoren nicht so groß wie jener der zuvor besprochenen. Besondere Bedeutung kommt ihnen aber zu, weil wir sie selbst beeinflussen können.

ERNÄHRUNG

Die Zusammensetzung unserer Ernährung kann sich auf unser Knochengerüst auswirken. Eine geringe Kalziumzufuhr in Kindheit und Adoleszenz kann eine niedrige Peak Bone Mass zur Folge haben. Zu wenig Kalzium in späteren Jahren beschleunigt den Knochenverlust. Ein Mangel an Vitamin D, der oft mit einem Kalziummangel einhergeht, führt zu einer erhöhten Knochenweichheit (Osteomalazie). Das Osteoporose- und Frakturrisiko ist ebenfalls erhöht. Eine hohe Eiweiß-, Koffein- und Kochsalzzufuhr wirkt sich ebenfalls negativ auf die Skelettsubstanz aus.

Lebensstil-Risikofaktoren

* Ernährungsfaktoren: Kalzium- und Vitamin-D-Mangel
* Alkohol
* Rauchen
* Bewegungsarmut

ALKOHOL

Alkohol in Maßen stellt keine Gefahr für den Knochen dar. Wer jedoch regelmäßig mehr als 20 Gramm Alkohol (Frauen) bzw. 60 Gramm (Männer) täglich zu sich nimmt, sollte seinen Konsum reduzieren, denn Alkohol wirkt sich schädlich auf die Kalziumaufnahme und die Knochenerneuerung aus. Je höher der Konsum, desto größer das Risiko.

RAUCHEN

Raucherinnen haben eine frühere Menopause und niedrigere Östrogenspiegel als Nichtraucherinnen. Außerdem soll Nikotin einen schädlichen Einfluss auf die Knochenbildungszellen haben. Damit haben Raucherinnen ein erhöhtes Risiko.

BEWEGUNGSMANGEL

Kinder und Jugendliche, die sich wenig bewegen, erreichen eine niedrigere Peak Bone Mass als ihre aktiveren Altersgenossen. Später führt Bewegungsmangel in jeder Altersstufe zu raschem Knochenverlust. Beim Älteren ist Bewegungsarmut oft mit verminderter Muskelkraft und erhöhtem Sturz- und Frakturrisiko verbunden.

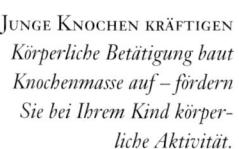

JUNGE KNOCHEN KRÄFTIGEN
Körperliche Betätigung baut Knochenmasse auf – fördern Sie bei Ihrem Kind körperliche Aktivität.

WARUM STÜRZEN MENSCHEN?

Praktisch alle Oberschenkelhals- und Handgelenksfrakturen, aber auch manche Wirbelkörperbrüche entstehen infolge eines Sturzes. Abgesehen davon, dass die Sturzneigung mit dem Alter zunimmt, gibt es noch eine Reihe anderer sturz- und damit frakturbegünstigende Faktoren. Einige davon finden sich in unserer Umgebung, wie unebene Pflastersteine oder Treppenstufen, lose Teppichkanten etc. Andere hängen vom Gesundheitszustand ab, dazu gehören nachlassende Sehkraft, Demenz, körperliche Behinderung infolge von Krankheiten wie Schlaganfall oder Arthritis, Gleichgewichtsstörungen und allgemeine Muskelschwäche.

Alkohol und bestimmte Medikamente wie Sedativa oder Tranquilizer erhöhen ebenfalls das Sturzrisiko. Doch nicht nur die Sturzneigung wird durch sie erhöht, es werden auch die normalen Schutzreaktionen auf einen Sturz beeinträchtigt, wie etwa das Auffangen durch Ausstrecken der Hand oder beim Stolpern das »Rudern« mit dem Armen, um das Gleichgewicht wiederzuerlangen. Diese begünstigenden Faktoren spielen besonders bei älteren Menschen eine große Rolle und erhöhen vor allem die Gefahr einer Oberschenkelhalsfraktur.

WICHTIGES AUF EINEN BLICK

* Jeder kann Osteoporose bekommen, besonders gefährdet sind jedoch ältere Frauen.
* Das Osteoporoserisiko wird genetisch mitbestimmt.
* Weitere einflussreiche Faktoren sind beispielsweise eine vorzeitige Menopause, Kortikoidlangzeittherapie oder Magersucht.
* So genannte Lebensstilfaktoren wie die Ernährung beeinflussen ebenfalls unsere Knochengesundheit.
* Eine erhöhte Sturzneigung durch Umgebungs- oder medizinische Faktoren oder medikamentöse Ursachen erhöht das Frakturrisiko vor allem des älteren Menschen.

Symptome und Beschwerden

*O*steoporose verursacht nur dann
Symptome, wenn bereits ein Bruch vorliegt.
Knochenschwund an sich verursacht keine
Schmerzen oder andere Beschwerden.
So entstehen Rückenschmerzen
beispielsweise nur dann, wenn schon
Wirbelkörper eingebrochen sind.

Osteoporosebrüche verursachen Schmerzen und Behinderung. In manchen Fällen bleiben diese Beschwerden ein Leben lang bestehen, in anderen bessern sie
sich oder klingen ganz ab. Handgelenks-, Wirbelkör-
per- und Oberschenkelhalsfrakturen kommen am häufigsten vor. Auch andere Knochen können brechen,
besonders Becken- und Oberarmknochen.

RÜCKENSCHMERZEN
*Bei Frauen nach der Meno-
pause können Rückenschmerzen auf eine Fraktur eines
oder mehrerer Wirbelkörper
hindeuten.*

HANDGELENKSFRAKTUREN

Handgelenksfrakturen, und hier vor allem die so genannte Colles-Fraktur (nach dem irischen Chirurgen,
der sie erstmals benannte), kommen bei Frauen im Alter
zwischen 50 und 70 Jahren am häufigsten vor. Meist entstehen sie infolge eines Sturzes auf die vorgestreckten
Arme und Hände. Betroffen ist meist der auf der Dau-
menseite liegende Unterarmknochen (Radius oder Spei-

che). Da Brüche in der Regel am unteren Ende, nahe dem Handgelenk auftreten, bezeichnet man sie als Handgelenksfrakturen.

DIE BEHANDLUNG

Handgelenksfrakturen sind schmerzhaft und müssen ärztlich versorgt werden. Meist reicht eine ambulante Behandlung, bei Älteren kann auch ein stationärer Aufenthalt nötig werden. Die Bruchenden des Knochens sind häufig verschoben, so dass sie eingerichtet werden müssen, bevor ein Gips angelegt werden kann. Der Gips kann nach vier bis sechs Wochen entfernt werden.

DIE FOLGEN

Die meisten Handgelenksfrakturen verheilen ohne bleibende Schäden. Während des Heilungsprozesses können jedoch Probleme auftreten. Manchmal wachsen die beiden Bruchenden nicht richtig zusammen, das Hand-

Deformation nach Handgelenksfraktur

Bei der Colles-Fraktur ist der daumenseitige Unterarmknochen gebrochen. Dies kommt beim älteren Menschen mit Osteoporose häufig vor. Die Knochenenden sind meist verschoben, wodurch die typische »Gabelstellung« entsteht.

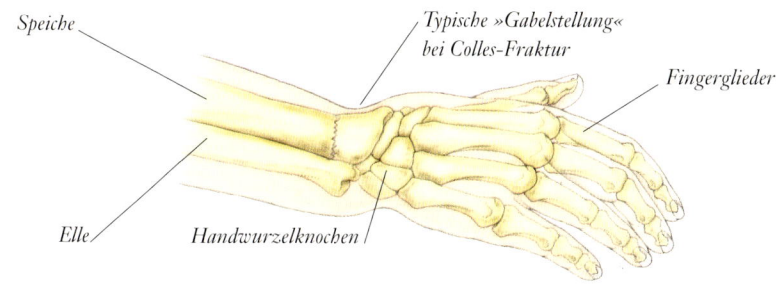

Speiche

Typische »Gabelstellung«
bei Colles-Fraktur

Fingerglieder

Elle

Handwurzelknochen

27

gelenk sieht sichtbar verformt aus. Bei etwa einem Drittel der Frauen kommt es nach dem Bruch zu einer schmerzhaften Nervenreizung (Algodystrophie), die Berührungsempfindlichkeit, Schwellung und Steifheit verursacht und manchmal die Durchblutung in dem entsprechenden Bereich beeinträchtigen kann. Die Betroffenen leiden oft jahrelang an Dauerschmerzen und Gelenksteifigkeit.

Folgen von osteoporotischen Wirbelfrakturen

Bei dieser Form von Fraktur brechen die Knochen nicht im klassischen Sinn; sie verändern vielmehr ihre Form. Der hintere, mittlere oder vordere Teil des Knochens wird dünner und schwächer – er sinkt ein oder wird gestaucht.

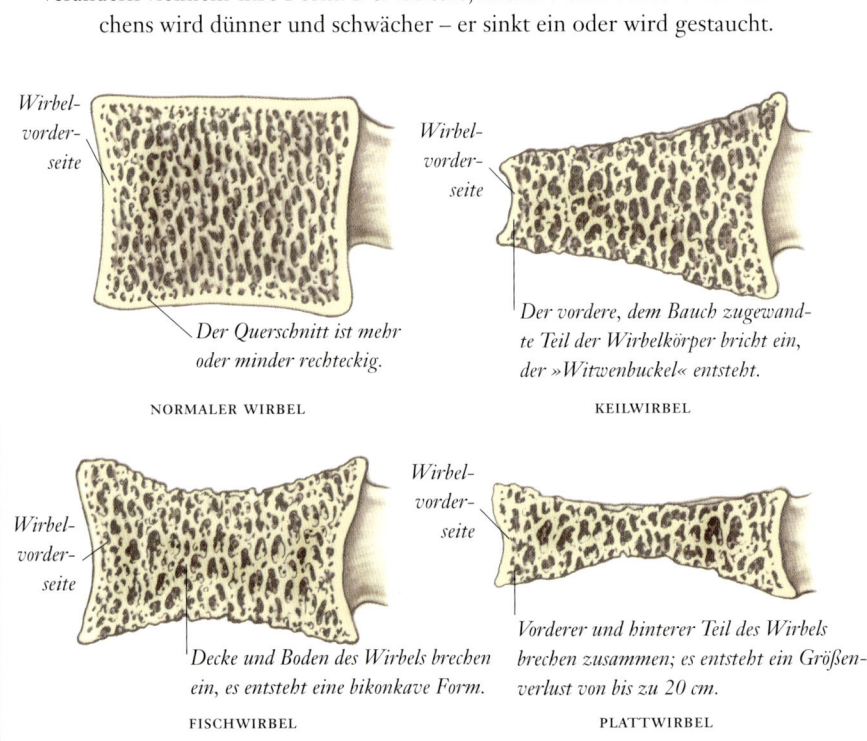

Wirbel-
vorder-
seite

Der Querschnitt ist mehr oder minder rechteckig.

NORMALER WIRBEL

Wirbel-
vorder-
seite

Der vordere, dem Bauch zugewandte Teil der Wirbelkörper bricht ein, der »Witwenbuckel« entsteht.

KEILWIRBEL

Wirbel-
vorder-
seite

Decke und Boden des Wirbels brechen ein, es entsteht eine bikonkave Form.

FISCHWIRBEL

Wirbel-
vorder-
seite

Vorderer und hinterer Teil des Wirbels brechen zusammen; es entsteht ein Größenverlust von bis zu 20 cm.

PLATTWIRBEL

WIRBELFRAKTUREN

Bei osteoporotischen Wirbelfrakturen bricht der Knochen nicht im klassischen Sinn, vielmehr tritt eine Deformation der Wirbelform auf. Bei der Osteoporose kann es durch den massiven Knochenschwund zur Stauchung der Wirbelkörper (Kompressionsfraktur) kommen. Hierbei kann die Decke, der Boden oder der dem Bauch oder dem Rücken zugewandte Teil des Knochens einsinken, oder es liegt eine Kombination davon vor.

Die Wirbelsäule wird in drei Abschnitte unterteilt: Hals-, Brust- und Lendenwirbelsäule, die aus jeweils sieben, zwölf und fünf Wirbelkörpern bestehen. Bei der Osteoporose werden lediglich die Brust- und Lendenwirbelsäule in Mitleidenschaft gezogen – wahrscheinlich, weil sie mehr Gewicht tragen müssen als die Halswirbelsäule. Am stärksten betroffen sind die Wirbelkörper im mittleren und unteren Bereich der Brustwirbelsäule sowie die oberen Lendenwirbel.

SO KOMMT ES ZU WIRBELFRAKTUREN

Bei der Osteoporose können die Wirbel infolge eines Sturzes einbrechen. Häufiger treten Frakturen bei alltäglichen Aktivitäten wie beim Husten, Hochheben eines Koffers, bei Beuge- oder Drehbewegungen auf.

SYMPTOME

In zwei Dritteln aller Fälle verursacht der Bruch kaum Schmerzen, während andere Brüche sehr starke Schmerzen auslösen. Warum das so ist, ist bislang ungeklärt.

Die Schmerzen treten meist am Rücken in der frakturnahen Region der Wirbelsäule auf und strahlen dann auf dieser Höhe zur Körpervorderseite aus. Diese akuten Schmerzen sind extrem stark. Meist klingen die Schmer-

Die Folgen einer Wirbelfraktur

Diese Magnet-Resonanz-Tomografie zeigt eine osteoporosebedingte Fraktur eines Wirbels. Das Ergebnis ist eine starke Wirbelsäulenkrümmung.

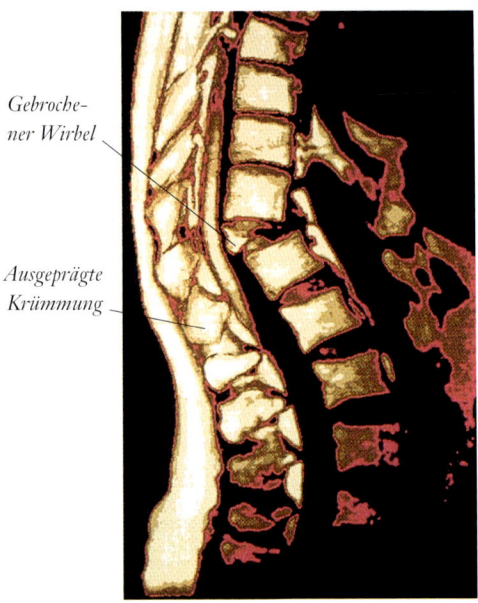

Gebrochener Wirbel

Ausgeprägte Krümmung

zen dann im Verlauf von Monaten, manchmal sogar erst Jahren, schrittweise ab. Die individuellen Unterschiede sind groß: Während einige Betroffene bereits nach wenigen Monaten wieder schmerzfrei sind, werden andere die Schmerzen und Beschwerden nie mehr ganz los.

WEITERE FOLGEN

Wirbelfrakturen können noch eine Reihe anderer Symptome verursachen. Wenn mehrere Wirbel betroffen sind, hat dies einen sichtbaren Körpergrößenverlust zur Folge, der 5 bis 15 Zentimeter oder sogar noch mehr betragen kann. Dieser Größenverlust entwickelt sich meist über Jahre hin und geht mit einer stärkeren Krümmung der Wirbelsäule einher, dem so genannten »Witwenbuckel«. Durch diese Formveränderung der Wirbelsäule werden Brust und Bauch nach vorne gedrängt, die Bauchdecke wölbt sich vor, die Taille verschwindet und es bilden sich Hautfalten am Rücken (»Tannenbaum«).

Diese Veränderung der Körperstatur verursacht zum Teil schwere körperliche und psychische Probleme. Die Rückenschmerzen in Verbindung mit der Wirbelsäulenverkrümmung schränken die Betroffenen selbst bei Alltagsverrichtungen wie Einkaufen, Haus- oder Gartenarbeit und bei längerem Stehen oder Sitzen zum Teil beträchtlich ein. In ganz schweren Fällen wird der Brustkorb so weit nach unten verschoben, dass die unteren Rippenbögen auf den Beckenknochen aufliegen, was beträchtliche Beschwerden verursacht. Da die Lungen nun auch weniger Platz zum Ausdehnen haben, kann zudem Kurzatmigkeit, vor allem unter Belastung, entstehen. Bei sehr stark gekrümmter Wirbelsäule fällt es oft schwer, den Kopf aufrecht zu halten – Nacken- und Kopfschmerzen sind die Folgen.

Die Änderung der Figur wirkt sich negativ auf das Selbstwertgefühl aus und wirft auch oft seine Schatten auf das soziale Leben. Durch den Taillenverlust und die Vorwölbung des Bauches wird die Garderobe zum Problem: Der Rocksaum hängt vorne weiter herunter als hinten, taillierte geschnittene Kleidung passt nicht mehr.

Viele Betroffene haben Angst vor Stürzen, wodurch ihre körperlichen und sozialen Aktivitäten noch weiter

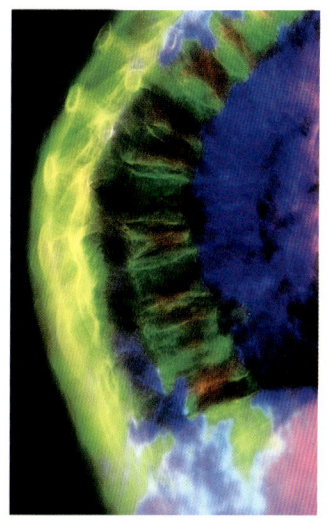

WIRBELSÄULENVERFORMUNG
Diese Röntgenaufnahme zeigt eine osteoporotisch bedingte Verkrümmung der Wirbelsäule (Witwenbuckel).

31

eingeschränkt werden. So erstaunt es auch nicht, dass Patienten mit Wirbelsäulenosteoporose häufig an Depressionen leiden.

OBERSCHENKELHALSFRAKTUREN

Oberschenkelhalsfrakturen – Brüche am oberen Teil des Knochens, dem so genannten Hals, der den kugelförmigen Oberschenkelkopf trägt – treten vorwiegend bei hoch betagten Menschen auf, das Durchschnittsalter beträgt 80 Jahre. Da sich ältere Menschen beim Gehen oft leicht nach vorn beugen oder leichte »Schlagseite« haben, kommen sie bei Stürzen meist auf der Hüfte auf. Begünstigt wird dies durch fehlende Schutzreaktionen wie Ausstrecken der Arme. Praktisch alle osteoporoti-

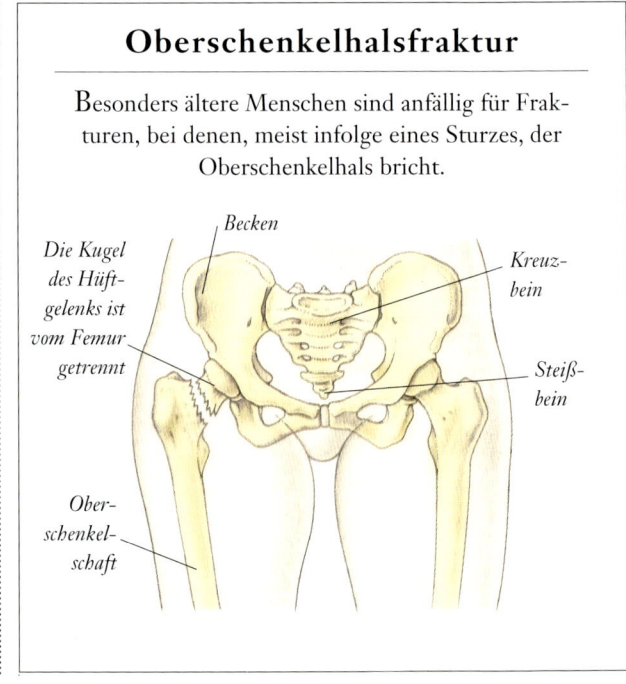

Oberschenkelhalsfraktur

Besonders ältere Menschen sind anfällig für Frakturen, bei denen, meist infolge eines Sturzes, der Oberschenkelhals bricht.

Becken

Die Kugel des Hüftgelenks ist vom Femur getrennt

Kreuz-bein

Steiß-bein

Ober-schenkel-schaft

schen Oberschenkelhalsfrakturen entstehen infolge eines Sturzes, nur in ganz seltenen Fällen können sie auch spontan (ohne Sturz) auftreten.

OPERATIVES VORGEHEN
Oberschenkelhalsfrakturen sind schmerzhaft und machen einen stationären Krankenhausaufenthalt erforderlich. Der Bruch muss operativ behandelt werden. Sind die Bruchenden nicht verschoben, wird der Bruch meist mit einer Metallplatte und Metallstiften stabilisiert. Bei einem so genannten dislozierten Bruch mit verschobenen Bruchenden muss das Hüftgelenk häufig durch ein künstliches ersetzt werden. Da Menschen mit Oberschenkelhalsfrakturen oft alt und gebrechlich sind, ist

Operatives Vorgehen bei Oberschenkelhalsfraktur

Alle Oberschenkelhalsfrakturen müssen operativ behandelt werden – sei es, um das Hüftgelenk mit Metallplatten und -nägeln zu stabilisieren oder um es komplett zu ersetzen. Bei Älteren ist meist ein Krankenhausaufenthalt unumgänglich.

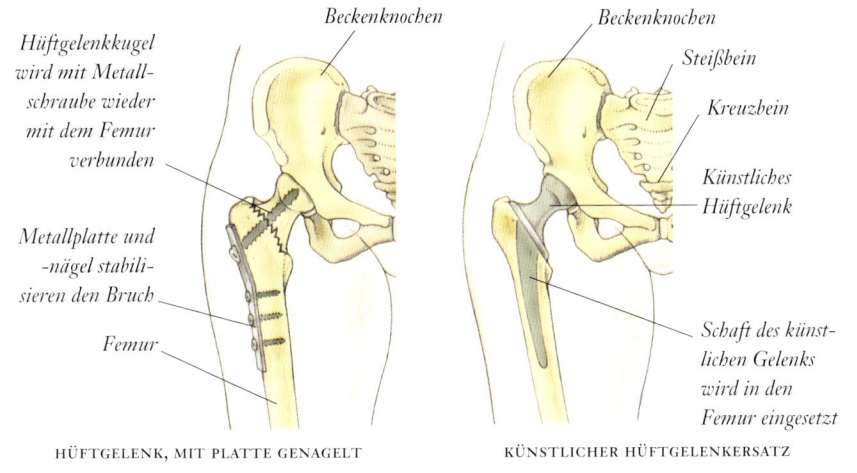

Hüftgelenkkugel wird mit Metallschraube wieder mit dem Femur verbunden

Metallplatte und -nägel stabilisieren den Bruch

Femur

Beckenknochen

Beckenknochen

Steißbein

Kreuzbein

Künstliches Hüftgelenk

Schaft des künstlichen Gelenks wird in den Femur eingesetzt

HÜFTGELENK, MIT PLATTE GENAGELT

KÜNSTLICHER HÜFTGELENKERSATZ

33

meist ein mehrwöchiger Krankenhausaufenthalt erforderlich, Komplikationen sind relativ häufig.

LANGZEITFOLGEN

Die Sterblichkeit unmittelbar nach Oberschenkelhalsbruch und bis zu einem Jahr danach schwankt international zwischen 3 und 30 Prozent. Für die meisten westlichen Industrieländer liegen die Zahlen zwischen 10 und 20 Prozent, in Deutschland beträgt sie 9,4 Prozent. Pro Jahr treten bei uns etwa 70 000 Brüche dieser Art auf. Von den Überlebenden erreichen viele nicht mehr das frühere Maß an Selbstständigkeit und sozialer Integration. Nach Hochrechnungen sind 15 bis 20 Prozent nach der Fraktur Pflegefälle.

WICHTIGES AUF EINEN BLICK

* Osteoporose verursacht nur dann Beschwerden, wenn es zum Bruch kommt.
* Handgelenks-, Wirbel- und Oberschenkelhalsfrakturen kommen bei Osteoporose besonders häufig vor.
* Handgelenks- und Oberschenkelhalsfrakturen bedürfen einer Krankenhausbehandlung. Oberschenkelhalsfrakturen müssen fast immer operativ behandelt werden.
* Bei Wirbelfrakturen handelt es sich um keinen Knochenbruch im klassischen Sinne. Vielmehr bricht hier der Wirbelkörper ein oder sinkt in sich zusammen.
* Wirbelfrakturen können schwere Schmerzen verursachen und einen Größenverlust, eine Wirbelsäulenverkrümmung und andere Änderungen der Körperstatur nach sich ziehen.

Die Diagnose der Osteoporose

Da Osteoporose vermeidbar ist, ist eine Früherkennung um so wichtiger. Dies bedeutet, dass es den Knochenschwund festzustellen gilt, bevor es zum Bruch kommt. Mittlerweile gibt es verschiedene zuverlässige Verfahren zur Messung der Knochenmasse bzw. Knochendichte.

Die Knochendichtemessungen werden gemeinhin an den am meisten bruchgefährdeten Teilen des Skeletts vorgenommen – Handgelenk, Oberschenkelhals und Wirbelkörper.

Sie geben Aufschluss über die Bruchwahrscheinlichkeit. So wie der Blutdruck eine Aussage über das Schlaganfall- oder hohe Cholesterinspiegel über das Herzinfarktrisiko erlauben, so gibt die Knochendichte einen Hinweis auf das individuelle Bruchrisiko.

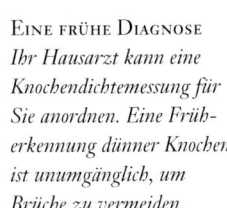

EINE FRÜHE DIAGNOSE
Ihr Hausarzt kann eine Knochendichtemessung für Sie anordnen. Eine Früherkennung dünner Knochen ist unumgänglich, um Brüche zu vermeiden.

═ VERSCHIEDENE MESSVERFAHREN ═

Der Oberbegriff für die Knochendichtemessung lautet Osteodensitometrie. Zu den am häufigsten eingesetzen Verfahren gehört – neben der Quantitativen Computertomographie (QCT) und der peripheren Quantitativen Computertomographie (pQCT) – die Dual-Photonen-

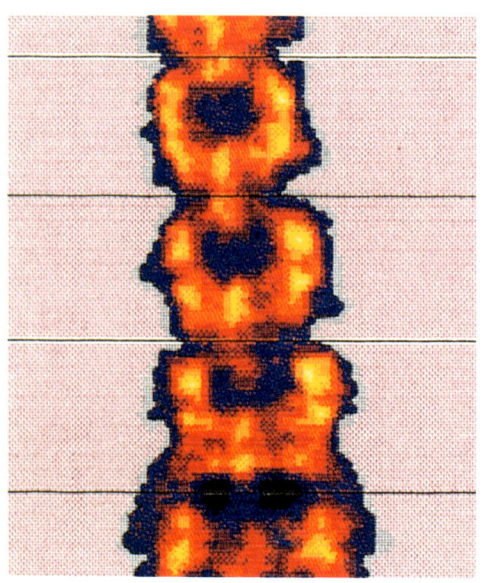

KNOCHENDENSITOMETRIE
Die Knochendichte wird bestimmt, indem ein Photonen- oder Röntgenstrahl durch die Wirbelsäule gesandt und die Menge absorbierter Energie gemessen wird. Knochen mit hoher Dichte absorbieren die meiste Energie und sind auf dem Knochenscan dunkelblau. Porösere Knochen sehen gelb aus.

X-ray-Absorptiometrie (DXA). Die DXA misst die Knochendichte von Oberschenkelhals, Wirbelsäule, Handgelenk oder des gesamten Skeletts und wird oft auch als Knochenscan bezeichnet. Sie ermittelt den Knochenmineralgehalt (BMD von engl. Bone mineral density). Die neuesten Knochenscangeräte nehmen die Messungen innerhalb weniger Minuten vor, bei den älteren konnte das Verfahren dagegen noch 20 bis 30 Minuten dauern. Die Strahlendosis ist sehr gering und liegt oft unter der Strahlenexposition, der wir tagtäglich natürlich ausgesetzt sind. Damit ist die Messung auch für Kinder und Schwangere geeignet und kann bei Bedarf auch wiederholt werden.

Zur Messung der Knochendichte mittels Knochenscan muss sich die betroffene Person auf eine Liege legen. Ein dünner Metallarm bewegt sich dann über dem Messgebiet hin und her – eine Röntgenröhre gibt es nicht. Auch muss sich die Betroffene nicht entkleiden, wohl aber Metallgegenstände oder mit Metall versehene Kleidungsstücke vor der Untersuchung ablegen. Und schließlich muss auch nichts eingespritzt werden – es passiert überhaupt nichts Unangenehmes. Die Knochendichtemessungen werden überall im Bundesgebiet in speziellen Knochenmesszentren durchgeführ.

Auch die quantitativen Ultraschall(QUS)-Verfahren haben in den vergangenen Jahren zunehmend Verbreitung in der Osteoporosediagnostik gefunden. Die Entwicklung der Technologie hat sich weiterhin beschleunigt, so dass mittlerweile eine Vielzahl unterschiedlicher Geräte auf dem Markt ist. Messgrößen bei der U-Schall-Methode sind die Breitband-Ultraschallabschwächung (BUA) sowie die Schallgeschwindigkeit. Gemessen wird meist am Fersenbein (Kalkaneus). Da nicht mit Röntgenstrahlung gearbeitet wird, ist sie ein ausgesprochen ungefährliches Messverfahren.

DIE GRENZEN DES RÖNTGENS

Das klassische Röntgenverfahren wird bei der Osteoporose primär zum Nachweis von Knochenfrakturen eingesetzt. Zum Nachweis eines Knochensubstanzverlustes ist es dagegen weniger gut geeignet, da auf der Röntgenaufnahme ein Knochenmasseverlust erst sicher erkannt werden kann, wenn bereits bis zu 30 Prozent der Masse verloren gegangen ist. Weist also schon das Röntgenbild dünne Knochen nach, so ist dieser Hinweis unbedingt ernst zu nehmen.

Bislang ist die Röntgenuntersuchung noch das gängigste Verfahren zum Nachweis von Wirbelfrakturen. Doch mit den modernen DXA-Geräten lassen sich ebenso klare Bilder von der Wirbelsäule machen, so dass sie letzten Endes die konventionelle Röntgenuntersuchung ersetzen werden, denn sie setzen den Körper einer weitaus geringeren Strahlendosis aus.

BLUT- UND URINTESTS

Mit Blut- und Urinuntersuchungen lässt sich direkt keine Osteoporose nachweisen, wohl aber kann damit nach Störungen gesucht werden, die häufig mit Knochenschwund einhergehen, so eine Schilddrüsenüberaktivität, Lebererkrankung oder Myelome (eine bösartige Knochenmarkerkrankung). Außerdem kann man mit Blut- und Urintests die Knochenumbauaktivität und damit die Knochenschwundrate schätzen, wegen ihrer Ungenauigkeit kommt diesen Verfahren jedoch mehr theoretische Bedeutung als Nutzen für die klinische Praxis zu.

OSTEOPOROSE-SCREENING

Derzeit gilt die Osteodensitometrie noch als das zuverlässigste Verfahren zum Nachweis einer Osteoporose. Immer wieder wird deshalb die Frage laut, ob nicht bei allen Frauen nach den Wechseljahren grundsätzlich regelmäßig Knochendichtemessungen vorgenommen werden sollten.

Zurzeit sind die Osteoporose-Experten jedoch der Meinung, dass weder bei postmenopausalen Frauen noch bei älteren Menschen Anlass zu einem solchen Massenscreening bestünde. Dies kann sich in Zukunft jedoch noch ändern.

WER IST GEFÄHRDET?

Wie lassen sich ohne ein solches Screeningprogramm dennoch Menschen mit hohem Osteoporoserisiko rechtzeitig herausfiltern, so dass behandelt werden kann, bevor es zum Bruch kommt? In der Praxis sieht es derzeit so aus, dass Menschen mit starken Osteoporose-Risikofaktoren, z. B. Kranke unter Kortikoid-Langzeittherapie oder jüngere Frauen, die noch in den eigentlich fruchtbaren Jahren ihre Regel nicht mehr bekommen oder die eine vorzeitige Menopause hatten, gezielt auf Osteoporose hin untersucht werden. Bei all diesen Risikopersonen sollte eine Knochendichtemes-

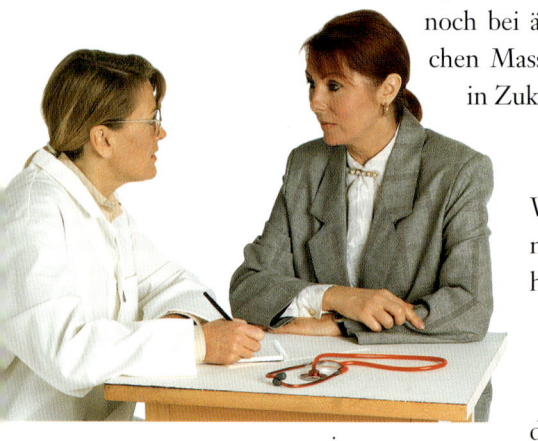

SCREENING FÜR WEN?
Ihr Hausarzt kann feststellen, ob Sie osteoporosegefährdet sind, indem er Ihre detaillierte Krankengeschichte aufnimmt und Fragen zu Ihrer Lebensweise stellt.

Einsatz der Osteodensitometrie

Wenn Sie einen oder mehrere dieser Risikofaktoren aufweisen, sollten Sie Ihren Arzt aufsuchen und eine Knochendichtemessung vornehmen lassen. Auch dann, wenn Anzeichen für eine bestehende Osteoporose vorliegen.

STARKE RISIKOFAKTOREN	ZEICHEN FÜR EINE OSTEOPOROSE
<ul><li>Vorzeitige Menopause</li><li>Amenorrhoe</li><li>Mangel an Sexualhormonen beim Mann</li><li>Kortikoidtherapie</li><li>Schilddrüsenüberfunktion</li><li>Darmerkrankung</li><li>Magersucht</li><li>Schwere Leber- oder Nieren-erkrankung</li></ul>	<ul><li>Dünne Knochen auf dem Röntgenbild</li><li>Bereits frühere Fraktur nach geringfügiger Einwirkung</li><li>Größenverlust</li></ul>

sung vorgenommen werden, um den tatsächlichen Therapiebedarf zu ermitteln.

WANN MESSUNGEN NOCH WICHTIG SIND
Knochendichtemessungen werden zur Sicherung der Diagnose bei denjenigen Betroffenen vorgenommen, die Beschwerden wie Größenverlust oder dünne Knochen auf dem Röntgenbild haben. Wer bereits eine oder mehrere Frakturen hatte, bei dem soll festgestellt werden, ob die Brüche osteoporotisch bedingt sind. Das mag bei jenen mit vielen spontanen Wirbelbrüchen offensichtlich sein, in vielen Fällen fällt eine genaue Unterscheidung zwischen Frakturen auf Grund dünner osteoporotischer Knochen und sturz- oder unfallbedingter Frakturen jedoch schwer.

Schließlich lassen sich die Messungen auch bei der Osteoporosetherapie zur Beurteilung des Behandlungserfolges einsetzen.

WAS DAS RÖNTGENBILD AUSSAGT

»Dünne« Knochen sind häufig ein Zufallsbefund auf Röntgenaufnahmen, die wegen anderer Gründe, die nichts mit einer Osteoporose zu tun haben, vorgenommen wurden.

Dieser Befund sollte immer ernst genommen werden, da eine eindeutig erhöhte Transparenz der Knochen auf dem Röntgenbild bedeutet, dass bereits ein beträchtlicher Knochenschwund stattgefunden haben muss und damit das Frakturrisiko gestiegen ist.

WICHTIGES AUF EINEN BLICK

- Die Knochendichte oder -masse kann an verschiedenen Körperteilen gemessen werden. Zu den besten Verfahren zählt hier die DXA.
- Mit Hilfe der Knochenscans lässt sich eine Aussage über das Frakturrisiko einer Person treffen.
- Konventionelle Röntgenaufnahmen werden zum Nachweis von Frakturen, Blut- und Urinuntersuchungen zur Erkennung von Erkrankungen, die mit einem erhöhten Knochenverlust einhergehen, vorgenommen.
- Es gibt derzeit noch kein Osteoporose-Screening-Programm für gesunde Frauen. Für Personen mit starken Risikofaktoren, wie Kortikoid-Langzeittherapie, früheren Frakturen nach geringer Gewalteinwirkung, Mangel an Geschlechtshormonen sind Knochenscans angeraten.

Die allgemeine Behandlung

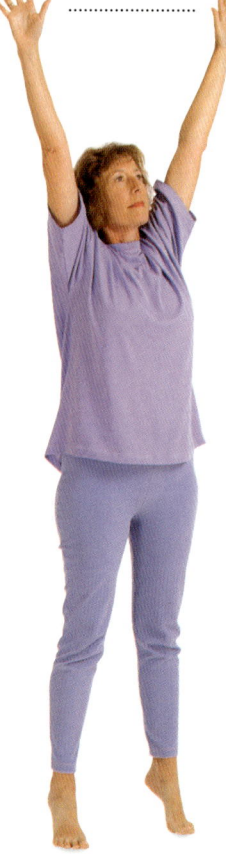

GUTE AUSSICHTEN
Kraftaufbau kann das Fortschreiten der Osteoporose stoppen und das Fraktur- risiko senken.

Die Folgen einer Osteoporose lassen sich zwar nicht zurückbilden, es gibt aber therapeutische Möglichkeiten, um weiteren Knochenschwund zu verhindern und Schmerzen zu bekämpfen. Physiotherapie hilft, das Selbstvertrauen und die Mobilität zu verbessern.

— ALLGEMEINE BETRACHTUNGEN —

Ziel der Osteoporosebehandlung ist es, Schmerzen und Beschwerden zu lindern, die Beweglichkeit zu verbessern, den Betroffenen bei der Verarbeitung der psychosozialen Folgen zu helfen und einen weiteren Knochenmasseverlust zu verhindern und damit das Frakturrisiko zu senken. Die Vorbeugung von weiterem Knochenschwund kommt meist nicht ohne Medikamente aus. Es gibt aber einige Selbsthilfemaßnahmen, mit denen Sie den Krankheitsverlauf positiv beeinflussen können.

Den meisten Menschen hilft bereits ein fundiertes Wissen über ihre Krankheit. Zu wissen, dass sie ihren Zustand durch Bewegung, Ernährungsumstellung oder Maßnahmen zur Vermeidung von Stürzen aktiv verbessern können, gibt den Betroffenen das Gefühl, die Krankheit in gewissem Maße kontrollieren und seine Heilungsaussichten aktiv bessern zu können. Auch das

Gespräch mit anderen, das Gefühl, nicht allein da zu stehen mit der Krankheit, hilft vielen. Einrichtungen wie das Kuratorium Knochengesundheit, der Bundesselbsthilfeverband Osteoporose e.V. oder die regionalen Osteoporosegesellschaften informieren über alle Krankheitsaspekte und bieten die Möglichkeit zum Austausch mit anderen Betroffenen und Experten.

SCHMERZBEHANDLUNG

Schmerzen treten bei der Osteoporose in sehr unterschiedlichem Maß auf – manche haben chronisch starke Schmerzen, andere nur minimale Beschwerden. Die Schmerzen, die nach einer Oberschenkelhals- oder Handgelenksfraktur auftreten, bessern sich nach operativer Behandlung meist schnell. Möglicherweise müssen aber noch eine Zeit lang Schmerzmittel eingenommen werden. Bei einer Algodystrophie nach Handgelenksfraktur hilft oft eine Physiotherapie, Schmerzen zu lindern und die Beweglichkeit zu bessern. In wirklich schweren Fällen kann eine so genannnte Sympathektomie vorgenommen werden. Hierbei werden die den betroffenen Arm versorgenden Nerven entweder chirurgisch durchtrennt oder medikamentös betäubt. Aber auch die transkutane Nervenstimulation (TENS), die später (siehe S. 45) ausführlicher beschrieben wird, kann zum Einsatz kommen.

BEI SCHWEREN SCHMERZEN

Akute Wirbelfrakturen können extrem starke Schmerzen verursachen und sind schwer zu behandeln. Bettruhe ist meist unvermeidbar, sollte aber von möglichst kurzer Dauer sein, da die Ruhigstellung selbst wiederum Knochenschwund verursachen kann. Ein Rumpfstützmieder bzw. Korsett hilft auch manchmal, wird von den Ärzten jedoch nicht empfohlen, da dadurch die Wirbelsäule unbeweglich und somit weiterem Knochenschwund Vorschub geleistet wird. Unmittelbar nach einem Bruch können sehr starke Schmerzmittel mit morphinähnlicher Wirkung nötig werden. Diese und andere starke Schmerzmittel erzeugen jedoch oft unerwünschte Nebenwirkungen wie Benommenheit und Verwirrtheit und erhöhen damit die Sturzgefahr.

Bei starken Schmerzen, die sich durch Schmerzmittel allein nicht mehr kontrollieren lassen, können tägliche Injektionen mit dem Schilddrüsenhormon Calcitonin sehr wirksam sein. Calcitonin wird meist subkutan, d. h. unter die Haut injiziert und, im Rahmen einer Schmerzbehandlung, alle ein bis zwei Tage sechs bis acht Wochen lang verabreicht. Zu den möglichen Nebenwirkungen, die direkt nach der Injektion auftreten können, zählen vor allem Übelkeit und Hautrötung mit Hitzegefühl (Flush). Weiterhin kann es zu Erbrechen und Durchfall sowie Schmerzen im Injektionsbereich kommen. Dessen ungeachtet lässt sich bei den meisten Betroffenen innerhalb weniger Tage nach der ersten Injektion eine deutliche Schmerzlinderung erreichen.

SCHMERZTABLETTEN

Sobald die Schmerzen schwächer werden, lässt sich meist allein mit gängigen Schmerzmittenl wie Acetylsalicylsäure (Aspirin), Paracetamol oder nichtsteroidalen Antirheumatika wie Ibuprofen so viel Beschwerdefreiheit erreichen, dass wieder normale Alltagsverrichtungen möglich sind. Da jeder Einzelne sehr unterschiedlich auf Schmerztabletten reagiert, sowohl im Hinblick auf deren Wirksamkeit als auch deren Nebenwirkungen, sollten verschiedene Präparate ausprobiert werden, wenn das verschriebene sich als nicht besonders wirksam erweist. Mag es auch einige Zeit dauern, bis Sie das Präparat Ihrer Wahl gefunden haben – der Einsatz lohnt sich.

ANDERE FORMEN DER BEHANDLUNG

Es gibt noch zahlreiche andere Methoden der Schmerzlinderung. So wirken bereits Wärmekissen und -flaschen oder auch kühle Packungen wohltuend. Bei manchen Betroffenen hilft die Akupunktur. Andere haben mit der TENS (transkutane elektrische Nervenstimulation) gute Erfahrungen gemacht. Bei diesem Verfahren werden im schmerzhaften Bereich sowie über den zugehörigen Nervenstämmen Elektroden aufgeklebt. Sie senden elektrische Impulse, die Schmerzreize unterdrücken bzw. die Weiterleitung von Schmerzimpulsen blockieren – der Schmerz wird nicht mehr so stark wahrgenommen.

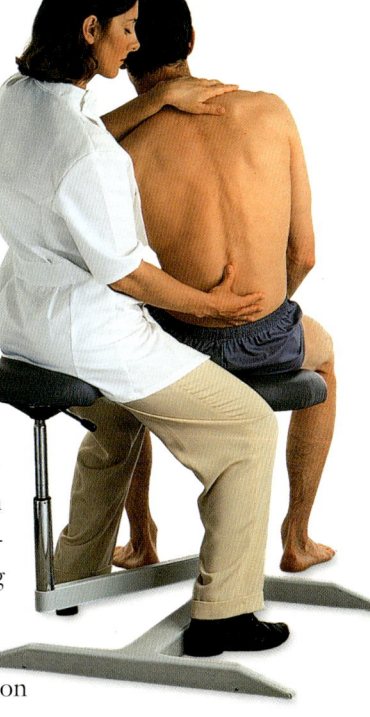

SANFTE BEHANDLUNG
Durch sanfte Manipulation der Wirbelsäule wird eine verbesserte Beweglichkeit erreicht.

Auch die kleinen Dinge des Alltags wie bequeme Stühle, nötigenfalls mit Stütze im Lendenwirbelbereich, und ein auf die persönlichen Bedürfnisse zugeschnittenes Bett mit guter Matratze können zu einer verbesserten Lebensqualität beitragen.

PHYSIOTHERAPIE

Die Physiotherapie, die die Symptome mittels körperlicher Betätigung behandelt, hat einen wichtigen Stellenwert in der Osteoporosetherapie und wird sowohl zur Schmerzlinderung als auch zur Besserung der Beweglichkeit eingesetzt. Bei Menschen mit Wirbelfrakturen verkrampfen sich die an der Wirbelsäule ansetzenden Muskeln häufig als Reaktion auf die Schmerzen und verursachen so weitere Schmerzen. Eine Linderung dieser Muskelverspannungen durch behutsame, muskelentspannende Physiotherapie führt somit auch zu einer Schmerzlinderung. Auch mit der Hydrotherapie (leichte Bewegungsübungen im warmen Wasser) lässt sich eine Muskelentspannung erwirken.

ZURÜCK ZU NEUEM SELBSTVERTRAUEN

Menschen mit Osteoporose werden mit der Zeit sehr inaktiv – zum einen wegen der Schmerzen, zum anderen, weil sie das Vertrauen zu sich selbst verlieren und Angst vor Stürzen und weiteren Brüchen haben. Oder sie befürchten, mit Bewegung die Wirbelkörper noch mehr zu schädigen. Diesen Menschen können Physio- und Hydrotherapie zu einer verbesserten Beweglichkeit und neuem Selbstvertrauen verhelfen. Außerdem bauen sie Muskelkraft auf und schützen sich so beim Stolpern oder Stürzen vor Verletzungen.

EINE BESSERE HALTUNG

Wegen der Rückenschmerzen und Muskelverspannungen lassen die Betroffenen häufig die Schultern hängen und vermeiden es, den Rücken zu strecken. Leichte Übungen und eine Entspannung der Wirbelsäulenmuskulatur führen hier oft schon zu besserer Haltung. Menschen mit Wirbelsäulenosteoporose leiden psychisch unter der sichtbaren Verformung ihrer Wirbelsäule und dem sich bildenden Buckel. Dass sie dagegen aktiv etwas tun können, ist für sie eine wichtige Erkenntnis.

HILFREICHE ÜBUNGEN

Art und Umfang der Übungen hängen vom Schweregrad der Osteoporose ab. Da ein zu belastendes Training schaden kann, sollte vor Beginn des Übungsprogramms kompetenter Rat eingeholt werden (siehe S. 51–52).

Ganz allgemein gesprochen: Vermeiden Sie Übungen, die Schmerzen verursachen. Sie dürfen aber schon ein wenig über den »inneren Schweinehund« hinausgehen.

WICHTIGES AUF EINEN BLICK

- Osteoporose kann heftige Schmerzen verursachen, in der ersten Zeit nach einem Bruch können starke Schmerzmittel nötig werden.
- Injektionen des Schilddrüsenhormons Calcitonin helfen oft, die starken Schmerzen nach Wirbelfraktur zu lindern.
- Weitere hilfreiche Maßnahmen sind Physiotherapie, Hydrotherapie und TENS.

Selbsthilfemaßnahmen

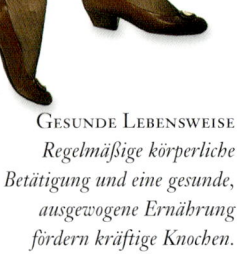

Die Knochenmasse wird von alltäglichen Verhaltensweisen beeinflusst. Das bedeutet, dass der Einzelne selbst etwas für seine Knochengesundheit tun kann, zum Beispiel durch kalziumreiche, gesunde Ernährung und Bewegung.

Selbsthilfemaßnahmen zu ergreifen, gibt vielen Menschen das Gefühl, ihre Krankheit besser kontrollieren und aktiv zu ihrer Besserung beitragen zu können. Alle folgenden Maßnahmen sind wichtig, um einer Osteoporose vorzubeugen.

GESUND ERNÄHREN

Eine kalziumreiche Ernährung hilft, gesunde Knochen zu erhalten und zu bewahren. Wer keine Milch und Milchprodukte (die Hauptkalziumquelle) mag oder verträgt, für den gibt es Kalziumergänzungen. Eine exzessive Gewichtsabnahme sollte vermieden werden, da dies zu einer verminderten Peak Bone Mass führt.

KALZIUM

Eine Kalziumzufuhr – zwischen 800 und 1600 mg täglich, je nach Alter und Lebenssituation – hilft eine hohe Spitzenknochenmasse zu erreichen und später im Leben den altersbedingten Knochenverlust zu reduzieren. Das in den Nahrungsmitteln enthaltene Kalzium wird jedoch unterschiedlich gut vom Körper aufgenommen. Die bes-

GESUNDE LEBENSWEISE
Regelmäßige körperliche Betätigung und eine gesunde, ausgewogene Ernährung fördern kräftige Knochen.

te Kalziumquelle ist die Milch bzw. Milchprodukte wie Joghurt und Käse – von dem darin enthaltenen Kalzium werden an die 30 Prozent vom Körper verwertet. Bereits in einem Glas Milch (0,2 Liter) sind etwa 240 Milligramm Kalzium enthalten.

Bei einem Mangel an dem Enzym Laktase, das für die Aufspaltung von Milchzucker (Laktose) und damit für die Verdaulichkeit von Milch zuständig ist, können Sie entweder zu Milchprodukten greifen, die weniger Laktose enthalten als die Milch, z. B. Emmentalerkäse, oder ein Präparat einnehmen, das Laktose spaltende Enzyme enthält. Ohne Milchprodukte lässt sich der tägliche Kalziumbedarf nur schwer über die Nahrung decken. Hier ist es ratsam, zusätzlich Kalziumpräparate einzunehmen.

Da Kalzium in den Präparaten nie als Element allein auftritt, sondern immer als Salz enthalten ist, fällt es schwer, die tatsächliche Menge des Kalziums zu berechnen. Fragen Sie Ihren Arzt oder Apotheker, ob der Schutz für Ihre Knochen auch wirklich ausreicht.

DIE FOLGEN EXZESSIVEN ABNEHMENS

Übertriebenes Abnehmen ist knochenschädlich. Frauen mit Magersucht (Anorexia nervosa) leiden oft an starker Osteoporose, trotz ihres jugendlichen Alters. Ein Teil des Knochenverlustes geht zwar auf das Konto der mit dieser Störung verbundenen Amenorrhoe, aber auch das niedrige Körpergewicht selbst spielt eine wichtige Rolle. Der Knochenaufbau wird nämlich auch durch die Gewichtsbelastung angeregt.

Anorexia nervosa tritt meist bei Jugendlichen erstmals auf, in einem Alter also, in dem das Knochengerüst noch mitten im Wachstum steht. Das Ergebnis ist eine niedrige Peak Bone Mass und ein stark erhöhtes Osteoporose-

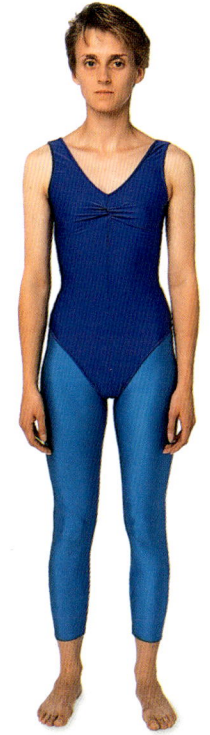

EXZESSIVES ABNEHMEN
Starke Gewichtsabnahme führt zu einem Verlust an Knochenmasse und erhöht das Osteoporoserisiko.

49

risiko. Erstrebenswert ist ein für die Körpergröße und den Figurentyp normales Gewicht.

SPEZIALDIÄTEN

Über eine ausreichende Kalziumzufuhr hinaus sind für Menschen mit Osteoporose keine speziellen Diäten erforderlich. Vegetariern sei die Sorge genommen, ob sich durch ihre Ernährung ihr Osteoporoserisiko erhöht: Bei ausreichender Kalziumzufuhr ist diese Ernährungsform nicht schlecht für die Knochen. Tatsächlich kann sogar der Verzehr großer Eiweißmengen, wie sie im Fleisch vorliegen, dem Körper Kalzium rauben. Doch wer als Vegetarier auch keine Milchprodukte zu sich nimmt, der sollte auf Kalziumergänzungen zurückgreifen.

— DIE EINNAHME VON VITAMINEN —

Vitamin-D-Mangel kommt bei älteren Menschen häufig vor und kann Knochenschwund verursachen. Vitamin D wird unter dem Einfluss des Sonnenlichts in der Haut gebildet. Bei Älteren, die sich meist im Haus aufhalten, oder auch muslimischen Frauen, die selbst im Sommer völlig bekleidet sind, kommt es häufig zu einem Mangelzustand. Zwar kann man Vitamin D auch über die Nahrung zuführen. Hauptquellen sind fettreiche Fischarten wie Heilbutt oder Makrele. Auch Milchprodukte enthalten kleinere Mengen Vitamin D und schließlich gibt es auch mit Vitamin D angereicherte Nahrungsmittel. Bei all jenen, die nicht oft an die frische Luft kommen, reicht die Zufuhr über die Nahrung meist nicht aus – sie müssen Nahrungsmittelergänzungen nehmen.

VITAMIN-D-QUELLE
Fettreiche Fische wie Makrele sind eine gute Vitamin-D-Quelle und helfen, gesunde Knochen zu erhalten.

Auch hier gibt es eine reiche Auswahl an verschiedenen Vitamin-D-Präparaten, oft in Kombination mit anderen Vitaminen oder Mineralstoffen. Der Vitamin-D-Gehalt der einzelnen Präparate schwankt entsprechend. Von der DGE (Deutsche Gesellschaft für Ernährung) wird für Erwachsene und Kinder ab einem Jahr eine tägliche Zufuhr von 5µg mit der Nahrung empfohlen. Bei Kindern unter zwölf Monaten, werdenden Müttern und Stillenden ist der Vitamin-D-Bedarf mit 10 µg pro Tag leicht erhöht.

KÖRPERLICHE BETÄTIGUNG

Bewegung ist gut für die Knochen. Eine komplette Ruhigstellung, z. B. Bettlägrigkeit, führt zu raschem Knochenmasseverlust. Auf der anderen Seite bauen Kräftigungsübungen, vor allem im Kindes- und Jugendlichenalter, Knochenmasse auf. Beim älteren Menschen lässt sich damit der altersbedingte Knochenabbau bremsen und die Fitness insgesamt verbessern und so das Sturzrisiko senken. Zur Prophylaxe ist Bewegung in allen Altersstufen empfehlenswert.

KRÄFTIGUNGSÜBUNGEN

Nur Übungen mit Gewichtsbelastung können die Knochen nachhaltig kräftigen. Zugute kommt dies nur den Knochen, die direkt belastet werden. Es hat sich gezeigt, dass Auf- und Abhüpfen oder Seilspringen bei jungen Frauen eine Knochenmasseerhöhung im Oberschenkelhalsknochen bewirkt. Mehrere Studien haben nachgewiesen, dass 30-minütiges flottes Gehen drei- oder viermal pro Woche bei älteren Frauen einen Knochenmasseverlust in Wirbelsäule und Oberschenkelhalsknochen verhindern kann. Schwimmen ist zwar gut ge-

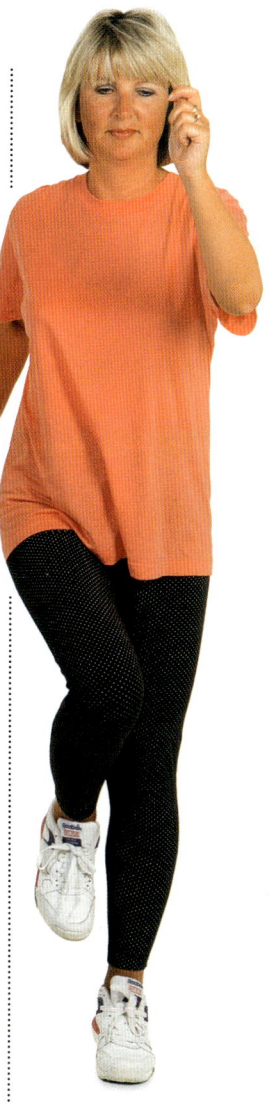

KNOCHEN KRÄFTIGEN
Übungen mit Gewichtsbelastung wie Laufen stimulieren das Wachstum des Knochengewebes und erhöhen die Knochendichte.

gen Muskelverspannungen, hat jedoch wenig Einfluss auf die Knochenmasse, da die Knochen dabei kaum belastet werden.

EXTREMES TRAINING

Ein zu starkes Training dagegen kann für die Knochen schädlich sein. Bei jungen Leistungssportlerinnen wie Läuferinnen oder Balletttänzerinnen bleibt oft durch das harte Training die Regelblutung aus, die Folge sind Knochenschwund und Frakturen.

Am besten ist Sport in Maßen mit der Zielvorgabe, möglichst oft in der Woche etwa 30 Minuten lang flott zu gehen. Steigen Sie Treppen lieber zu Fuß hoch, statt den Aufzug zu nehmen, und setzen Sie sich nur ins Auto, wenn es unbedingt sein muss!

RAUCHEN – NEIN DANKE

Rauchen ist für die Gesundheit insgesamt schlecht und so auch für die Knochen. Es gibt Hinweise darauf, dass verschiedene Behandlungsformen der Osteoporose bei Rauchern weniger wirksam sind als bei Nichtrauchern.

WENIG ALKOHOL

Der Konsum großer Mengen von Alkohol kann auch für unsere Knochen schädlich sein. In vernünftigen Maßen genossen (bis zu 14 Einheiten wöchentlich für die Frau und bis zu 21 Einheiten wöchentlich für den Mann), kann der Alkohol jedoch einen günstigen Einfluss auf die Knochen haben. Einer Einheit Alkohol entsprechen 1/4 Liter Bier, ein 1/8 Liter Wein oder 2 cl Hochprozentiges.

DIE RICHTIGE MENGE
Zu viel Alkohol ist schlecht für die Knochen, in Maßen genossen wirkt er jedoch knochenschützend.

STÜRZE VERMEIDEN

Unsere Umgebung birgt viele Sturzgefahren – ein waches Auge hilft bereits, sich vor Stürzen und Frakturen zu schützen. Vereiste Bürgersteige und Straßen, unebene Pflastersteine und steile Treppen sind Beispiele für Gefahren, vor denen sich jeder, vor allem aber Osteoporosekranke in Acht nehmen sollten. Weitere Stolperfallen im häuslichen Bereich sind lose Teppichkanten, glatte Fußböden und frei liegende Kabel.

Auch die nachlassende Sehkraft erhöht die Sturzgefahr, lässt sich häufig aber bereits durch einen Besuch beim Optiker bessern. Wer Schwierigkeiten mit dem Gleichgewicht hat, dem hilft ein Gehstock.

KOMPETENTER RAT

Wenn Sie befürchten, an Osteoporose zu leiden oder ein erhöhtes Risiko dafür zu haben, wenden Sie sich an Ihren Hausarzt. Je früher die Diagnose gestellt wird, desto besser sind die Aussichten. Bei begründetem Verdacht kann Ihr Arzt Sie an ein Knochenmesszentrum überweisen. Ist der Verdacht dagegen unbegründet, kann der Arzt Ihnen Ihre Ängste nehmen.

GEMEINSAM STARK

Vielen Osteoporosekranken hilft es, sich mit Leidensgenossen auszutauschen. Informationen zur Osteoporose und ihrer Behandlung vermittelt beispielsweise das Kuratorium Knochengesundheit e.V., dem ein wissenschaftliches Expertengremium angehört, das für alle Fragen rund um die Osteoporose zur Verfügung steht. Außerdem arbeitet das Kuratorium mit rund 450 Selbsthilfegruppen zusammen und kann Interessierten Anlaufstellen nennen (Adresse siehe Anhang).

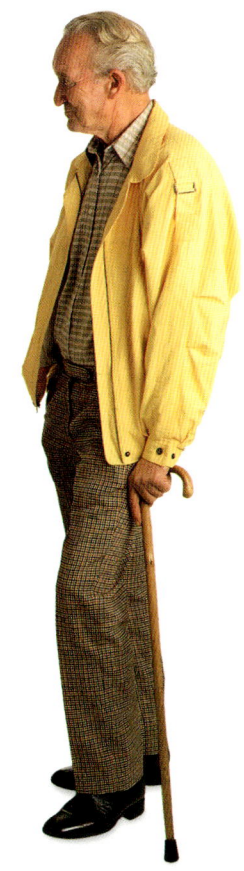

ACHT GEBEN
Wer nicht sicher auf den Beinen ist, dem hilft oft schon ein Spazierstock, das Gleichgewicht zu bewahren und Stürze zu verhindern.

WICHTIGES AUF EINEN BLICK

* Es gibt zahlreiche Maßnahmen, mit denen Sie selbst etwas für Ihre Knochengesundheit tun und damit Ihr Osteoporoserisiko senken können.
* Ernährung ist eine wichtige Einflussgröße, vor allem eine ausreichende Zufuhr an Kalzium, mit seinen Hauptlieferanten Milch und Milchprodukte. Vitamin D sollte bei unzureichender Aufnahme über die Nahrung und mangelnder Sonnenlichtexposition extra zugeführt werden.
* Körperliche Betätigung ist gut für die Knochen.
* Rauchen erhöht das Osteoporoserisiko, Alkohol in Maßen schadet nicht.
* Das Sturzrisiko, und damit auch das Frakturrisiko, lässt sich mit vielen Maßnahmen reduzieren.

Die Behandlung mit Hormonen

In der Osteoporosetherapie geht es neben der Behandlung von Beschwerden darum, den Abbau von Knochenmasse aufzuhalten. Damit lässt sich zwar das Frakturrisiko senken, bereits bestehende Osteoporose aber nicht in dem Sinne »heilen«, dass der gesunde Knochenstatus wieder hergestellt wird.

Da sich eine bestehende Osteoporose nicht rückgängig machen lässt, sollten Menschen mit entsprechendem Risiko früh vorbeugen. Doch eine Behandlung lohnt sich immer, auch in schweren Fällen, und sei es nur, um weitere Frakturen zu verhindern.

LANGZEITBEHANDLUNGEN

Es dauert einige Zeit, bis eine medikamentöse Behandlung zur Verhinderung des Knochenmasseabbaus greift. Einen direkten Einfluss auf bestehende Symptome, besonders Schmerzen, hat diese allerdings nicht. Und natürlich lässt sich nach Wirbelfrakturen die Verkrümmung der Wirbelsäule durch Medikamente nicht wieder rückgängig machen.

HST
Die Hormonsubstitution, z. B. in Form von Tabletten oder Pflastern, kann bei postmenopausalen Frauen den Knochenabbau bremsen.

Die Therapie muss in jedem Fall mehrjährig erfolgen. Da sie keine schnellen Ergebnisse zeigt, kommt die Versuchung auf, sie abzubrechen oder nicht konsequent durchzuführen. Dies sollten Sie unbedingt vermeiden, da nur eine konsequente Langzeittherapie den maximalen Nutzen bringt.

Viele Ärzte überweisen ihre Osteoporosepatienten in jährlichen oder zweijährigen Abständen zum Knochenscanning, um den Behandlungserfolg zu überwachen.

HST

Die Hormonsubstitutionstherapie (HST) wird bereits seit vielen Jahren zur Prävention und Behandlung der Osteoporose eingesetzt. Studien belegen, dass die HST während der Wechseljahre und nach der Menopause Knochenschwund verhindert und das Risiko für Handgelenks-, Oberschenkelhals- und Wirbelfrakturen senkt. In erster Linie kommt die HST bei Frauen um die Menopause herum zum Einsatz, doch auch noch ein späterer Beginn bis zum 70. Lebensjahr zeigt positive Auswirkungen.

HST – WAS IST DAS?

Unter einer »Hormonsubstitutionstherapie« versteht man die Behandlung mit Östrogenen allein oder mit einer Kombination aus Östrogen und Progesteron (bzw. Gestagen), deren natürliche Produktion während der Wechseljahre zurückgeht.

Mit einer reinen Östrogenmonotherapie lassen sich Wechseljahressymptome wirksam behandeln sowie Osteoporose und Herzerkrankungen effektiv vorbeugen, wegen des damit verbundenen erhöhten Gebärmutterkrebsrisikos ist sie für Frauen, die ihre Gebärmutter noch haben, jedoch nicht zu empfehlen. Abhilfe schafft hier die zusätzliche Gabe von Gestagenen über wenigstens 12 Tage pro Monatszyklus. Sie verhindern, dass die Gebärmutterschleimhaut unter dem Einfluss der Östrogene wuchert, was letztlich zu Krebs führen kann. Frauen, denen die Gebärmutter entfernt wurde (Hysterektomie), wird im Allgemeinen eine reine Östrogentherapie verordnet.

Bei den Östrogenen, die im Rahmen der HST eingesetzt werden, handelt es sich um natürliche Östrogene. Da natürliches Progesteron bei oraler Applikation vom Körper abgebaut würde und Nebenwirkungen hat, wird es zur HST in seiner synthetischen Form als Gestagen gegeben.

Neben der Kombination aus Östrogenen und Gestagenen, die entweder zyklisch (Östrogen Tag 1 bis 20, Gestagene Tag 15 bis 24, eine Woche Therapiepause) oder sequentiell (Östrogene Tag 1 bis 20, Gestagene Tag

Monatszyklus bei HST-Therapie

Um Abbruchblutungen herbeizuführen und das Gebärmutterkrebsrisiko zu senken, können zwölf Tage lang zusätzlich zum Östrogen Gestagene verabreicht werden.

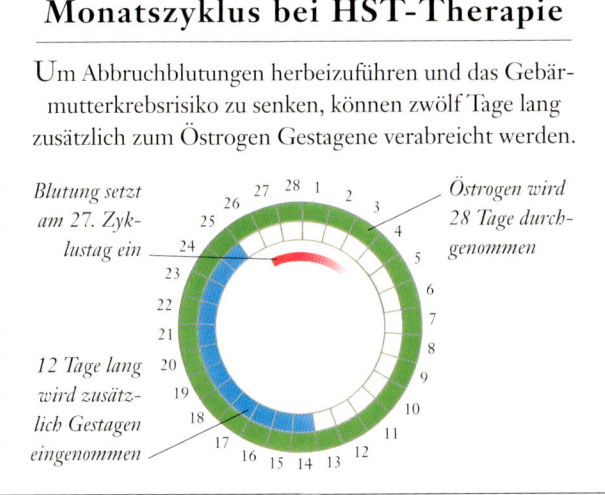

Blutung setzt am 27. Zyklustag ein

Östrogen wird 28 Tage durchgenommen

12 Tage lang wird zusätzlich Gestagen eingenommen

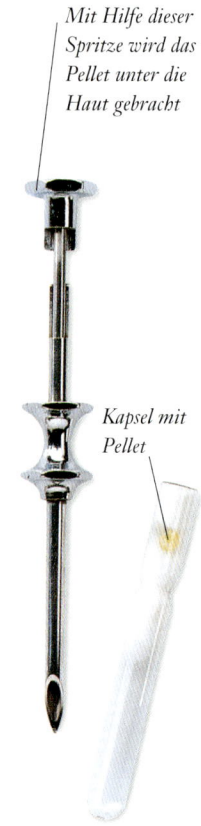

Mit Hilfe dieser Spritze wird das Pellet unter die Haut gebracht

Kapsel mit Pellet

ÖSTROGENIMPLANTAT
In einigen Ländern gibt es die Möglichkeit, Östrogen in Form von Pellets unter die Haut zu implantieren.

21 bis 30) oder aber auch in Form einer Östrogendauertherapie mit zusätzlich zehn Tagen Gestagen pro Monat verabreicht werden, gibt es auch so genannte Kombinationspräparate, die Östrogene und Gestagene in einer einzigen Tablette enthalten. Je nachdem, wie stark die Östrogene und Gestagene dem physiologischen Zyklus angepasst sind, kommt es zu regelmäßigen Abbruchblutungen oder die Blutungen bleiben ganz aus.

WELCHES HST-PRÄPARAT?

Hormonpräparate gibt es in vielen verschiedenen Darreichungsformen, darunter Tabletten, Dragees, Kapseln, Injektionen, Pflaster und in einigen Ländern – für Deutschland gibt es noch keine Zulassung – so genannte Pellets, die unter die Haut implantiert werden.

Die oralen Darreichungsformen und die Pflaster gibt es als Mono- und auch als Kombinationspräparate. Als Östrogen-Monopräparate werden sie jedoch nur bei Frauen, die keine Gebärmutter mehr haben (Hysterektomie), eingesetzt. Bei den Injektionen handelt es sich um reine Gelbkörperhormondepotpräparate, die alle zwei Monate zusätzlich zur Östrogendauertherapie verabreicht werden. Vaginalcremes, -gels und salben werden vom Körper nicht in ausreichendem Maß aufgenommen, um knochenschützend zu wirken. Die oralen und die transdermalen (Pflaster) Darreichungsformen scheinen in der Osteoporoseprophylaxe gleich wirksam zu sein. Die Östrogendosis muss nur hoch genug sein, um vor Osteoporose schützen zu können. Als minimal wirksame Tagesdosen gelten

● bei den konjugierten equinen Östrogenen 0,625 mg,

● beim Östradiol 2 mg,

● beim Östrogenpflaster 50 Mikrogramm (µg).

KURZFRISTIGE NEBENWIRKUNGEN

Bei manchen Frauen treten in den ersten Monaten nach Beginn der HST vorübergehend einige – eher lästige als ernsthafte – Nebenwirkungen auf.

VAGINALBLUTUNGEN

Hauptproblem für viele Frauen ist, vor allem für die älteren, die bereits Jahre lang keine Regelblutung mehr hatten, dass eine menstruationsähnliche Blutung, eine so genannte »Abbruchblutung« eintritt. Viele Frauen brechen die Therapie deswegen sogar ab.

Abhilfe schafft hier die Kombination von Östrogenen und niedrig dosierten Gestagenen als Dauertherapie. Bei dieser Form ist die Gestagendosis von vornherein so hoch, dass sich die Schleimhaut – anders als beim physiologischen Zyklus – erst gar nicht richtig aufbaut, sondern sofort vom Gelbkörperhormon gehemmt wird. Nach anfänglich drei bis vier Monaten Therapie, während der mitunter Schmierblutungen auftreten können, ist dann keine Abbruchblutung mehr zu erwarten.

Denselben Effekt erzielen Gestagendepotpräparate, die alle zwei Monate injiziert werden.

SONSTIGE NEBENWIRKUNGEN

Weitere mögliche Nebenwirkungen sind Spannungsgefühl in den Brüsten, Aufgedunsenheit, Wassereinlagerungen, Übelkeit, Erbrechen, Kopfschmerzen, Verdauungsstörungen und Stimmungsschwankungen.

Diese Nebenwirkungen sind in den ersten Monaten der Therapie meist stärker ausgeprägt, um danach langsam abzuklingen. Bei älteren Frauen treten sie oft stärker auf. Bei manchen Frauen reicht bereits das Umsteigen auf ein anderes orales Präparat. Trotz aller möglicher

HST-Präparate zur Osteoporoseprophylaxe

Die HST-Präparate gibt es in der oralen Darreichungsform, als Pflaster und als Injektionen. In der Wirksamkeit bestehen keine großen Unterschiede.

ORAL KOMBINIERT	KONTINUIERLICHE KOMBINATION
Cyclo-Menorette®	Activelle TM
Femoston®	Kliogest® N
Gynamon®	Merigest®
Klimonorm®	
Östronara®	**KOMBINATIONSPFLASTER**
Osmil®	
Trisequens® forte	Estracomb TTS®

ORALE ÖSTROGEN-MONOTHERAPIE	ÖSTROGENPFLASTER
Estradiol JENA-PHARM®	Estraderm®
Estrifam® forte	Estramon®
Oestrofeminal®	Evorel®
Transannon® mite	Fem7®

Nebenwirkungen darf dennoch nicht vergessen werden, dass sich die meisten Frauen unter der Hormontherapie durch die gleichzeitig damit erzielte Besserung der Wechseljahresbeschwerden wie Hitzewallungen, Nacht-schweiß und trockener Scheide, tatsächlich besser und nicht schlechter fühlen. Bei sehr starken Nebenwirkungen kann auf Hormonpflaster umgestiegen werden. Sie werden meist besser vertragen, weil sie kleinere Hormonmengen in den Blutstrom freisetzen.

LANGZEITRISIKEN UND -NUTZEN

Die langzeitige Hormonsubstitution hat sowohl Nutzen als auch Risiken. Diese Nutzen-Risiko-Abwägung ist immer noch nicht abschließend erforscht. Doch liegt bereits eine Menge wichtiger Informationen vor, die Sie vor Beginn einer Langzeit-Hormonsubstitution mit Ihrem Arzt diskutieren sollten.

HERZERKRANKUNG

Der wichtigste nachgewiesene Langzeitnutzen ist ihr Schutz vor koronaren Herzerkrankungen, die wichtigste Todesursache bei Frauen nach den Wechseljahren.

Studien haben gezeigt, dass die HST das Herzinfarktrisiko um 50 Prozent senken kann. Die meisten dieser Studien stammen zwar noch aus einer Zeit, da reine Östrogene ohne Gestagenzugabe gegeben wurden. Es deutet aber einiges darauf hin, dass die Östrogen-Gestagen-Kombinationstherapie einen ähnlichen Schutz hat.

Wie lange die HST fortgeführt werden muss, ist noch nicht bekannt. Ebenfalls noch nicht geklärt ist die Frage, ob diese positive Wirkung nach Absetzen der HST bestehen bleibt oder nicht.

SCHLAGANFALL

Einige Studien lassen zwar vermuten, dass eine langzeitige Hormonsubstitution vor Schlaganfall schützen kann. Der Zusammenhang ist jedoch nicht so klar wie bei Herzerkrankungen, und eine neuere, groß angelegte

Studie konnte ein solches vermindertes Schlaganfallrisiko auch nicht nachweisen.

ALZHEIMER-KRANKHEIT

Die Alzheimer-Krankheit ist eine folgenschwere und relativ weit verbreitete Störung, die Demenz verursacht. Die Ergebnisse einer neueren Studie deuten darauf hin, dass die Hormonsubstitution den Ausbruch der Alzheimer-Krankheit zeitlich hinauszögern kann. Die Alzheimer-Symptome würden damit bei Frauen mit dem entsprechenden Risiko, bei denen eine HST durchgeführt wurde, erst später auftreten als bei unbehandelten Frauen. Dies wäre ein eindeutig großer Vorteil der HST.

GEBÄRMUTTERKREBS

Wie bereits weiter vorne erwähnt, haben Frauen, die noch ihre Gebärmutter (Uterus) haben und nur Östrogene ohne Gestagene einnehmen, ein erhöhtes Risiko, ein Endometriumkarzinom zu bekommen. Dieses Risiko lässt sich jedoch durch eine Östrogen-Gestagen-Kombinationstherapie senken – leicht erhöht soll dieses Risiko nach dem Ergebnis einer recht neuen Studie dennoch sein.

BRUSTKREBS

Die meisten Studien sprechen der langzeitigen HST eine Erhöhung des Brustkrebsrisikos zu. Bedenkt man, dass das Risiko um etwa 30 Prozent erhöht sein soll und Brustkrebs häufig vorkommt, steigt das Risiko damit für die Einzelne beträchtlich. Den Studienergebnissen nach zu urteilen, gibt es hier auch keinen Unterschied zwischen der Östrogenmono- und Kombinationstherapie. In den meisten Studien zeigt sich das erhöhte Brustkrebsrisiko nach 5- bis 10-jähriger Hormonbehandlung. In einer neueren, groß angelegten Studie wiesen die Frauen, die bereits seit fünf Jahren unter Hormontherapie standen, ein erhöhtes Risiko auf – das galt vor allem für die über 60-Jährigen.

Es scheinen aber nur die Frauen, die aktuell noch hormonbehandelt werden, ein erhöhtes Risiko zu haben. Direkt nach Absetzen der HST ist das Risiko wieder normal hoch.

VENENTHROMBOSE

Bei der Thrombose bilden sich Blutpfropfen in den Venen, meist in denen der Beine (tiefe Venenthrombose), die dann zu den Lungen wandern und dort eine lebensbedrohliche Lungenembolie auslösen können. Dass die Hormonpräparate, die zur Empfängnisverhütung eingenommen werden, das Thromboserisiko erhöhen, ist seit langem bekannt. Bis vor kurzem wurde der HST eine solche Wirkung jedoch nicht zugesprochen.

Verschiedene neuere Studien weisen heute jedoch auch für Frauen unter Hormonsubstitution ein leicht erhöhtes Thromboserisiko nach. Da Venenthrombosen aber insgesamt selten vorkommen, ist das individuelle Risiko damit nur leicht erhöht, viele Experten sehen deshalb das Nutzen-Risiko-Profil der HST nicht deutlich beeinträchtigt.

WANN MIT HST BEGINNEN?

Wenn Sie Osteoporose haben, ist es nie zu früh oder zu spät für eine Hormonsubstitution. Auf der einen Seite

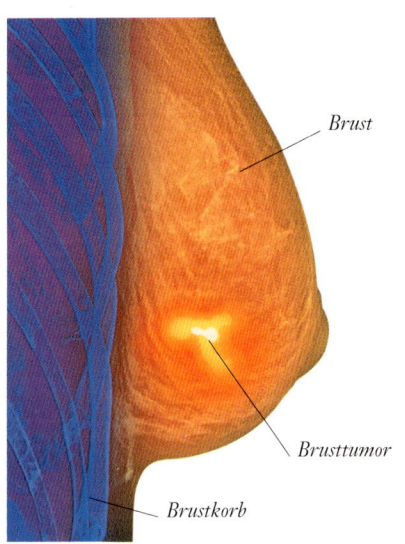

Brust

Brusttumor

Brustkorb

BRUSTKREBS
Eine HST erhöht das Brustkrebsrisiko. Sobald die Therapie abgebrochen wird, sinkt dieses Risiko jedoch wieder auf ein normales Maß.

kann sie bereits Frauen vor der Menopause verschrieben werden, sie kann aber auch noch 70- und 80-Jährigen verordnet werden. Frauen, die noch keine Menopause hatten, müssen darauf hingewiesen werden, dass die HST nicht empfängnisverhütend wirkt. Bei älteren Frauen, deren Menopause schon zehn Jahre oder länger zurückliegt, kommt die Hormonsubstitution nicht mehr so häufig zum Einsatz – einmal wegen der hohen Nebenwirkungsrate und zum anderen, weil es genügend andere nicht hormonelle Behandlungsmöglichkeiten gibt. Manche ältere Osteoporosekranke wünscht jedoch eine HST wegen ihrer anderen Vorteile, in diesen Fällen kann sie weiterhin als Therapiemöglichkeit in Betracht gezogen werden.

HST – WIE LANGE?

Wenn Sie tatsächlich für den Rest Ihres Lebens vor Brüchen geschützt sein wollen, müssen Sie die Hormone auch bis ans Lebensende nehmen. So wie es aussieht (auch wenn hier noch weiterer Studienbedarf besteht), klingt nämlich der positive Effekt der HST auf das Skelett ein paar Jahre nach Absetzen der Therapie wieder ab und der Knochenschwund setzt mit einer Geschwindigkeit ein, wie sie sonst gleich nach der natürlichen Menopause zu erwarten ist.

Obwohl manche Ärzte für Frauen mit bereits bestehender Osteoporose oder Risiko dafür eine lebenslange HST nach der Menopause empfehlen, raten andere auf Grund des erhöhten Brustkrebsrisikos dazu, die Hormonbehandlung nach fünf bis zehn Jahren abzusetzen. Dies ist heute relativ unproblematisch, da mittlerweile eine Reihe nicht hormoneller Behandlungsformen zu Verfügung stehen. Frauen mit vorzeitiger Menopause sollten die Hormonsubstitution mindestens bis zum Durchschnittsalter der natürlichen Menopause, also etwa bis zum 50. Lebensjahr, fortführen.

HST – FÜR WEN?

Es gibt nur wenige Fälle, in denen eine Hormonsubstitution nicht angezeigt ist. Ein Beispiel hierfür sind Frauen mit Gebärmutter- oder Brustkrebs, weil hier die Östrogene das Fortschreiten der Erkrankung begünstigen würden. Auch bei vaginalen Blutungen nach der Menopause sollte erst deren Ursache gesucht und diese behandelt werden, bevor eine HST eingeleitet wird. Eine Schwangerschaft ist ebenfalls eine wichtige Kontraindikation. Bei Zweifeln, ob das Ausbleiben der Regel auf die Wechseljahre oder eine Schwangerschaft zurückzuführen ist, sollte unbedingt erst ein Schwangerschaftstest durchgeführt werden. Maligne Melanome, eine Störung, bei der sich Muttermale bösartig verändern, verschlimmern sich durch Östrogengabe und gelten deshalb ebenfalls als Kontraindikation.

In manchen Fällen sollte die HST nur mit äußerster Vorsicht und auch nur, wenn keine anderen wirksamen Behandlungsalternativen vorliegen, eingesetzt werden. Faktoren, die die Thromboseneigung erhöhen, zum Beispiel Fettleibigkeit, Bettlägrigkeit, Blutgerinnungsstörungen, Venenentzündung (Phlebitis) und eine frühere Venenthrombose, können das Thromboserisiko unter Hormonbehandlung erhöhen. Hormonpflaster sind in diesen Fällen vorzuziehen, da hier die Hormone unter Umgehung der Leber direkt in den Blutstrom freigesetzt werden, so dass zumindest die Nebenwirkungen, die durch den hormonellen Einfluss auf den Leberstoff-

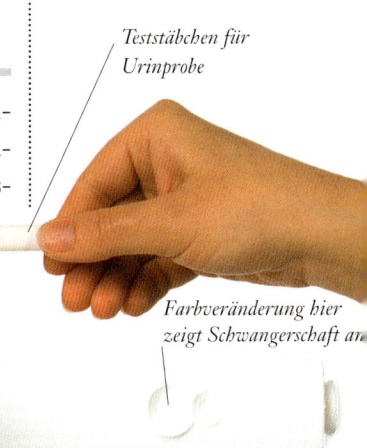

Teststäbchen für Urinprobe

Farbveränderung hier zeigt Schwangerschaft an

SCHWANGERSCHAFTSTEST
Schwangere sollten sich keiner HST unterziehen. Deshalb sollte bei Ausbleiben der Regel ein Schwangerschaftstest gemacht werden, um eine Schwangerschaft auszuschließen.

Faktoren, die gegen eine HST sprechen

Folgende Situationen oder Erkrankungen schließen eine HST aus:

* Schwangerschaft und Stillzeit
* Brust- oder Gebärmutterkrebs
* Ungeklärte vaginale Blutungen
* Malignes Melanom (Hautkrebs)

Bei folgenden Störungen sollte eine HST nur mit besonderer Vorsicht durchgeführt werden:

* Endometriose
* Myome
* Venenentzündung (Phlebitis)
* Zurückliegende Venenthrombose
* Schwere Lebererkrankung
* Bluthochdruck
* Otosklerose
* Migräne

wechsel entstehen, ausgeschaltet werden. Auch einige gynäkologische Krankheiten, vor allem Endometriose (Streuung der Gebärmutterschleimhaut in Organe außerhalb der Gebärmutter) und Myome (gutartige Gebärmuttergeschwulste), können sich durch Östrogen verschlimmern. Manchmal lässt sich auch Bluthochdruck bei einer Hormonsubstitution schlecht kontrollieren. Bei schwerer Lebererkrankung kann die HST zu einer Verschlechterung der Leberfunktion führen, Gallensteine verschlimmern sich ebenfalls. In beiden Fällen sollten transdermale Hormonpräparate eingesetzt werden.

Eine Otosklerose – Verhärtung der knöchernen Kapsel des Labyrinths im Ohr – kann sich ebenfalls verschlechtern, Migräneanfälle können schlimmer werden.

NUTZEN-RISIKO-ABWÄGUNG

Die Entscheidung für oder gegen eine HST hängt von einer Reihe von Faktoren ab. Zur Behandlung von Wechseljahressymptomen reicht eine 2- bis 3-jährige Therapie meist aus, so dass Überlegungen zu den Langzeitrisiken und -nutzen weitestgehend überflüssig sind. Bei einer Langzeittherapie im Rahmen der Osteoporoseprophylaxe ist das Nutzen-Risiko-Profil von Fall zu Fall unterschiedlich. Hier ist eine gründliche Vorbesprechung mit dem Arzt erforderlich. Obwohl der Nutzen der Hormonsubstitution deren Risiken im Allgemeinen überwiegt, wollen viele Frauen aus Angst vor Brustkrebs die Therapie nicht länger als fünf Jahre fortführen und steigen dann auf eine nicht hormonelle Behandlungsform um. Es gibt aber auch genügend Frauen mit Osteoporose, die das erhöhte Brustkrebsrisiko, vor allem auch im Hinblick auf die herzprotektive »Nebenwirkung«, in Kauf nehmen.

FAMILIENANAMNESE

Frauen, in deren Familie es bereits Fälle von Brustkrebs gibt oder gab, haben selbst auch ein Brustkrebsrisiko. Bedenken wegen der negativen Effekte der Hormonsubstitution sind berechtigt, wenn es sich um nahe Verwandte und gehäufte Brustkrebsfälle in der Familie handelt. Trotzdem ist das Brustkrebsrisiko unter HST nicht zwangsläufig höher als das von Frauen ohne eine solche Familiengeschichte. Bei stark familiär gehäuftem Auftreten von Brustkrebs sollte vor Einleiten einer Hormonsubstitution unbedingt Expertenrat eingeholt werden.

DIABETES UND EPILEPSIE

Die HST hat keinen signifikanten Einfluss auf den Blutzuckerspiegel und ist damit auch für Diabetikerinnen geeignet. Ebenso gibt es keinen Grund dafür, warum Epileptikerinnen auf eine HST verzichten sollten. Die einzige Einschränkung ist, dass einige Medikamente gegen Epilepsie eine Erhöhung der Hormondosis erforderlich machen.

FAMILIÄRES RISIKO
Brustkrebs kann bei Verwandten gehäuft auftreten und sich durch Generationen ziehen. Bei starker familiärer Vorbelastung sollte eine HST nur unter größter Vorsicht durchgeführt werden.

HST VOR OPERATIVEN EINGRIFFEN

Es herrscht Uneinigkeit darüber, ob die Hormonsubstitution vor einem operativen Eingriff kurzfristig abgebrochen werden soll oder nicht. Manche Ärzte halten dies
für überflüssig, andere raten dazu, die Hormonbehandlung vor und einige Wochen nach der Operation auszu-
setzen. Die Entscheidung hängt in einem gewissen Maß
von der Art des Eingriffes ab und auch davon, ob Risikofaktoren für eine Venenthrombose vorliegen.

WICHTIGES AUF EINEN BLICK

* HST beugt Knochenschwund vor und senkt das Frakturrisiko bei Frauen nach den Wechseljahren.

* Bei der HST wird neben Östrogen auch Gestagen verabreicht – mit Ausnahme von Frauen, denen die Gebärmutter entfernt wurde.

* Die Hormone können eingenommen, transdermal (Pflaster) oder durch Injektionen verabreicht werden.

* Nebenwirkungen der HST sind vaginale Blutungen, Spannungsgefühl in der Brust, Übelkeit und Wasseransamm-
lungen im Gewebe.

* Eine langzeitige HST senkt das Risiko für koronare Herzerkrankungen. Auf der anderen Seite geht sie mit einem
erhöhten Risiko für Brustkrebs und Venenthrombose
einher.

* Um einen maximalen Osteoporoseschutz zu erreichen,
wäre eine lebenslange HST nach der Menopause nötig.
Alternativ dazu kann nach 5- bis 10-jähriger HST auf eine
nicht hormonelle Behandlungsform umgestiegen werden.

Nicht hormonelle Behandlungsformen

Die Hormontherapie hält zwar einen Spitzenplatz in der Osteoporosebehandlung, trifft wegen ihrer möglichen Risiken aber nicht die Bedürfnisse aller Frauen und kommt für manche aus medizinischen Gründen nicht in Frage. Glücklicherweise gibt es für sie verschiedene Alternativen.

BISPHOSPHONATE

Diese Gruppe synthetischer Substanzen gewinnt in der Osteoporosetherapie zunehmend an Bedeutung. Sie wirken im Wesentlichen dadurch, dass sie die Knochenfresszellen, die Osteoklasten, inaktivieren und damit den Knochenabbau hemmen. In mehreren Studien konnte die Wirksamkeit der Bisphosphonate in der Osteoporosetherapie belegt werden, darunter vor allem die der Substanzen Etidronat und Alendronat. Seit dem Frühjahr 2000 ist auch das viel versprechende Risedronat in Deutschland zugelassen, weitere klinische Studien zur Prüfung der Wirksamkeit verschiedener Bisphosphonate, unter anderem Tiludronat, Zoledronat und Ibandronat, laufen noch.

VERSCHIEDENE OPTIONEN
Wenn eine Hormonsubstitution für Sie nicht in Frage kommt, gibt es eine Reihe anderer Möglichkeiten, dem Knochenschwund Einhalt zu gebieten.

Wie Bisphosphonate auf den Knochen wirken

Der Knochen besteht aus Gefäßkanälchen, die ringförmig von den Havers-Kanälen umgeben sind. Die Osteoblasten und Osteoklasten befinden sich zwischen den Havers-Kanälen. Die Bisphosphonate hemmen die Aktivität der Osteoklasten.

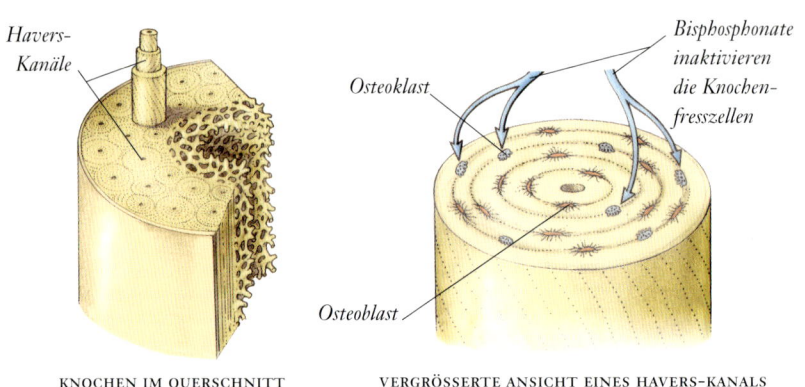

Havers-Kanäle

Osteoklast

Bisphosphonate inaktivieren die Knochenfresszellen

Osteoblast

KNOCHEN IM QUERSCHNITT   VERGRÖSSERTE ANSICHT EINES HAVERS-KANALS

ETIDRONAT

Etidronat war das erste Bisphosphonat, das in der Osteoporosetherapie eingesetzt wurde. Es wird mit einem Kalziumpräparat kombiniert, wobei auf eine 14-tägige Etidronat-Gabe (Didronel®) 76 Tage lang Kalzium eingenommen wird. Dieser Therapiezyklus wird über einen Zeitraum von insgesamt mindestens drei Jahren, meist noch länger, wiederholt. Etidronat wird zweimal täglich als Tablette eingenommen.

NEBENWIRKUNGEN VON ETIDRONAT

Etidronat ist in der Anwendung sehr sicher und hat wenige Nebenwirkungen. Gelegentlich kann es zu Übelkeit und Erbrechen kommen, auch Hautausschläge treten vereinzelt auf. Da Etidronat vom Darm nur sehr langsam in den Blutkreislauf gelangt, sollten Sie es auf leeren Magen – mit einem Glas Wasser (keine Milch, da diese die Aufnahme in den Körper verhindert) – mit mindestens zwei Stunden Abstand zu einer Mahlzeit einnehmen. Innerhalb von zwei Stunden vor oder nach der Einnahme sollten Sie auch keine Antazida, Eisen- oder Mineralstoffergänzungen einschließlich Kalziumpräparaten einnehmen, da auch sie die Resorption behindern. Bewährt hat sich die Einnahme von Etidronat abends vor dem Zubettgehen. (Das Kalziumpräparat wird einmal täglich, zu beliebiger Tageszeit verabreicht.)

• **Wer es nicht nehmen sollte:** Schwangere, Stillende oder Personen mit Nierenfunktionsstörung.

ALENDRONAT

Ebenfalls zu den Bisphosphonaten gehört Alendronat (Fosamax®), das ähnlich wirkt wie Etidronat. Es wird morgens auf nüchternen Magen eingenommen. Es muss nicht mit einem Kalziumpräparat kombiniert werden, wenngleich eine Kalziumergänzung bei niedriger Kalziumzufuhr empfohlen wird.

NEBENWIRKUNGEN VON ALENDRONAT

Nebenwirkungen von Alendronat sind selten, möglich sind jedoch Durchfall, Bauchschmerzen und Aufgeblähtsein sowie Speiseröhrenbeschwerden, meist Sodbrennen, in seltenen Fällen auch Speiseröhrengeschwüre und -entzündung. Befolgen Sie die Anwendungsrichtlinien genau, um die Nebenwirkungen zu senken. Die Tabletten sollten unzerkaut mit einem Glas Wasser (kein Mineralwasser!) auf nüchternen Magen mindestens 30 Minuten vor der ersten Mahlzeit, anderen Getränken und der Einnahme anderer Arzneimittel eingenommen werden. Die Betroffenen sollten sich frühestens 30 Minuten nach der Einnahme und erst, nachdem sie etwas gegessen haben, wieder hinlegen. Die Tabletten sollten deshalb nicht vor dem Zubettgehen oder im Liegen vor dem Aufstehen eingenommen werden.

● **Wer es nicht nehmen sollte:** Schwangere, Stillende, Personen mit Nierenfunktionsstörung und solche, die in der Vergangenheit an Speiseröhrenerkrankungen, schweren Verdauungs- und Schluckbeschwerden gelitten haben.

WELCHES IST DAS BESTE?

Etidronat und Alendronat sind in der Osteoporosebehandlung gleichermaßen wirksam. Ein nennenswerter Unterschied in der Wirksamkeit konnte bislang nicht überzeugend belegt werden.

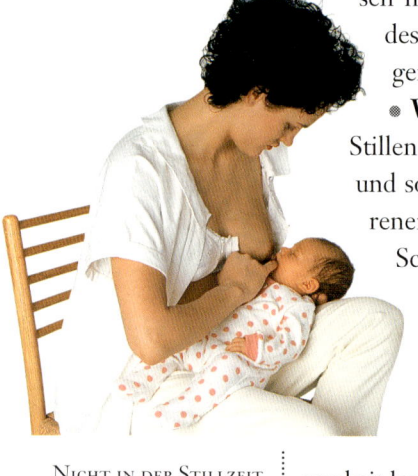

NICHT IN DER STILLZEIT
Alendronat und Etidronat
sind nicht für jeden geeignet.
In der Stillzeit beispielsweise
sollten Sie sie meiden.

PRÄVENTIV WIRKSAM

Neuere Studien haben gezeigt, dass die Bisphosphonate nicht nur in der Behandlung, sondern auch für die Prävention der Osteoporose wirksam sind. Damit werden sie wahrscheinlich in der nahen Zukunft als Prophylaktika noch größeren Einsatz finden.

THERAPIEDAUER

Als optimale Therapiedauer gelten drei bis fünf Jahre im ersten Behandlungszyklus. Da die Bisphosphonate vom Knochen resorbiert werden, verbleiben sie meist länger im Körper und wirken auch noch nach dem Absetzen einige Zeit auf die Knochen. Die Knochendichte sollte nach Behandlungsende regelmäßig kontrolliert werden, damit nötigenfalls ein weiterer Behandlungszyklus eingeleitet wird.

BISPHOSPHONATE ODER HST?

Bisphosphonate sind keine Hormone und haben damit keinen Einfluss auf Wechseljahressymptome oder das Brustkrebs- oder Herzerkrankungsrisiko. Für welchen Ansatz die Entscheidung fällt, hängt von einer Reihe von Faktoren ab, darunter davon, ob Sie unter Wechseljahresbeschwerden leiden und wie hoch Ihr individuelles Risiko für Herzerkrankung und Brustkrebs ist.

Bei perimenopausalen Frauen mit Osteoporoserisiko gilt die HST als Behandlung der Wahl. Wird nach 5- bis 10-jähriger HST beschlossen, die Therapie abzubrechen, obwohl weiterhin ein Osteoporoserisiko besteht, kann auf eine Behandlung mit Bisphosphonaten umgestellt werden.

Bei Frauen, die keine HST wünschen oder bei denen sie wegen Brustkrebs oder anderer Risikofaktoren kontraindiziert ist, sind die Bisphosphonate eine sinnvolle Behandlungsalternative. Einen Nachweis dafür, dass die gleichzeitige Behandlung mit Hormonen und Bisphosphonaten besser für die Knochen sei als jede allein für sich, gibt es nicht.

VITAMIN D

Vitamin D ist höchst wichtig für unsere Knochen. Es erhöht die Kalziumaufnahme aus dem Darm in den Körper und stellt somit sicher, dass genügend Kalzium in unser Skelett eingebaut wird, das immerhin 99 Prozent des Gesamtkalziumgehaltes des Körpers enthält. Vitamin D soll aber auch direkt auf den Knochen wirken, indem es das Wachstum der für die Knochenbildung verantwortlichen Zellen anregt. Es gibt zwei Formen von Vitamin D, die gleich oder zumindest ähnlich wirken: Vitamin D3 (Colecalciferol), das unter dem Einfluss der

UV-Strahlung in der Haut gebildet wird, und Vitamin D2 (Ergocalciferol), das in der Nahrung vorkommt.

Ein Vitamin-D-Mangel kommt bei älteren Menschen häufig vor (siehe S. 50). Eine neuere Studie aus Frankreich mit älteren Frauen hat gezeigt, dass sich durch Vitamin D und Kalziumergänzungen das Risiko für einen Oberschenkelhalsbruch senken lässt.

Viele Ärzte empfehlen deshalb älteren oder ans Haus gebundenen Menschen die Einnahme von Vitamin-D-Tabletten. Die Präparate können alleine, mit Kalzium oder mit anderen Formen der Osteoporosebehandlung kombiniert eingesetzt werden.

VITAMIN-D-PRÄPARATE

Vitamin-D-Präparate werden als Monopräparate sowie in Kombination mit Kalzium oder anderen Vitaminen und Mineralstoffen in den unterschiedlichsten Zubereitungsformen (wie Tabletten, Tropfen, Dragees, Granulat, Emulsionen oder Injektionen) angeboten. Es sind zwar nicht alle verschreibungspflichtig, doch sollten Sie grundsätzlich vor der Einnahme Rücksprache mit Ihrem Arzt halten. In Deutschland ist bei der Osteoporosetherapie die Substitution von 1000 bis 3000 IE Vitamin D pro Tag weit verbreitet. Die Präparate können auch bereits zur Vorbeugung der Osteoporose eingesetzt werden (siehe S. 50–51), werden hier jedoch in einer niedrigeren Dosierung gewählt.

VITAMIN-D-INJEKTIONEN

In Deutschland gibt es derzeit nur ein Vitamin-D-Präparat (Vigantol® 50000), das zur unterstützenden Behandlung der Osteoporose injiziert wird. Mit einer Spritze werden gleich 50 000 I.E. Vitamin D auf einmal

Vitamin-D-Präparate

Es gibt zahlreiche Vitamin-D-Präparate, zur oralen Anwendung oder als Injektion. Vitamin-D-Präparate können in Kombination mit einer Kalziumergänzung genommen werden.

HANDELSNAME	VITAMIN-D-GEHALT	KALZIUM-GEHALT	DARREICHUNG
Calcium D Sandoz®	400 I.E.	600 mg	Brausetabletten
Ospur®	1000 I.E.	kein	Tabletten
Ossofortin forte	400 I.E.	600 mg	Kautabletten
Sandocal® D forte	880 I.E.	1000 mg	Brausegranulat
Vigantoletten®	1000 I.E.	kein	Tabletten
Vigantol®	50000	kein	Ampullen

Mengenangaben pro Medikamenteneinheit

gegeben, so dass die tägliche Einnahme entfällt. Diese Form ist besonders für alte, stationär untergebrachte Menschen geeignet, aber auch für solche, die Probleme mit dem Gedächtnis haben, so dass die tägliche Einnahme der Präparate nicht gewährleistet ist.

VITAMIN-D-NEBENWIRKUNGEN
Bei Einhaltung der Dosierungshinweise der einzelnen Präparate ist die Einnahme von Vitamin D unbedenk-

lich. Gelegentlich können die Vitamin-D- und Kalzium-Kombinationspräparate Darmstörungen (Durchfall oder Verstopfung), Übelkeit und Blähungen verursachen. Personen mit hohen Blutkalziumspiegeln, schweren Nierenerkrankungen oder Nierensteinen sollten keine Vitamin-D-Ergänzungen einnehmen.

WER SOLLTE VITAMIN-D NEHMEN?

Vitamin D wird immer nur ergänzend zur Osteoporosetherapie eingesetzt. Es soll einem Mangelzustand vorbeugen, der, vor allem bei älteren Menschen, Knochenabbau begünstigen kann. Es gibt verschiedene Personengruppen mit hohem Risiko für einen Vitamin-D-Mangel, dazu gehören ältere und ans Haus gebundene Menschen, Epileptiker, Menschen mit Leber- oder Nierenerkrankung sowie Absorptionsstörungen des Darms. Ein Vitamin-D-Mangel lässt sich mit einer Blutuntersuchung feststellen. Die Empfehlung für eine Vitamin-D-Substitution sollte durch den behandelnden Arzt ausgesprochen werden.

CALCITRIOL

Calcitriol (1,25-Dihydroxy-Vitamin-D3) ist ein Vitamin-D-Abkömmling, der Knochenschwund vorbeugt und das Wirbelfrakturrisiko senkt. Calcitriol wird als Kapsel verabreicht, die empfohlene Anfangsdosis pro Tag beträgt 0,25 µg. Dieses hoch wirksame Arzneimittel kann zu folgenschweren, hohen Kalziumspiegeln im Blut (Hyperkalzämie) und im Urin (Hyperkalzurie) führen. Deshalb sind bei einer Calcitriol-Therapie regelmäßige Blut- und Urinkalziumuntersuchungen, meist ein und drei Monate nach Therapiebeginn und dann in halbjährlichen Abständen, erforderlich. Bei hohen Blut-

und Urinkalziumspiegeln ist die Behandlung abzubrechen, innerhalb von ein bis zwei Wochen erreichen die Kalziumspiegel dann meist wieder normale Werte.

NEBENWIRKUNGEN

Zu den Symptomen hoher Blutkalziumspiegel gehören Übelkeit, Appetitlosigkeit, Erbrechen, Verstopfung und Durchfall, Durst, verstärkter Harndrang, Kopfschmerzen und starke Müdigkeit. Hohe Urinkalziumspiegel können zur Bildung von Nierensteinen und Kalkablagerungen in den Nieren führen, die schließlich ein Nierenversagen zur Folge haben können.

FÜR WEN KOMMT CALCITRIOL IN FRAGE?

In den letzten Jahren hat sich Calcitriol als interessantes Osteoporosetherapeutikum herausgestellt. So ließ sich in einer wissenschaftlichen Untersuchung in Neuseeland mit Calcitriol eine Senkung der Wirbelfrakturrate erreichen. Auch ein positiver Effekt auf die Häufigkeit von Handgelenks- und Oberschenkelhalsbrüchen wurde festgestellt.

In Europa und speziell in Deutschland gibt es noch relativ wenig eigenständige Therapieerfahrungen mit Calcitriol. Es wird bislang im Wesentlichen nur Patienten verschrieben, für die eine Hormonsubstitution und Bisphosphonate nicht in Frage kommen.

WER SOLLTE CALCITRIOL NICHT NEHMEN?

Nicht angezeigt ist eine Therapie mit Calcitriol bei hohem Kalziumspiegel im Blut oder in der Schwangerschaft und Stillzeit. Auch bestehende oder frühere Nierensteine oder Nierenfunktionsstörungen lassen bei diesem Präparat zur Vorsicht raten.

KANN CALCITRIOL VITAMIN D ERSETZEN?

Nein! Die Vitamin-D-Präparate sind in der Anwendung wesentlich unbedenklicher und verleihen Gesunden einen ausreichenden Schutz gegen Vitamin-D-Mangel.

CALCITONIN

Dieses Hormon wird von den C-Zellen der Schilddrüse produziert. Es inaktiviert die Knochenfresszellen und verhindert so einen Knochenmasseverlust. Sein knochenabbauhemmender Effekt an der Wirbelsäule gilt als gesichert, an anderen Teilen des Skeletts wie am Oberschenkelhals scheint er weniger stark ausgeprägt zu sein. Auf Grund seiner schmerzlindernden Eigenschaften wird es vor allem beim akuten Osteoporoseschub mit Wirbelfrakturen und starken Schmerzen eingesetzt.

NEBENWIRKUNGEN

Der deutsche Markt bietet Lachs- und Humancalcitonin, das entweder unter die Haut gespritzt oder als Nasalspray angewendet wird.

Die Calcitonininjektionen können Übelkeit und Hitzegefühl im Gesicht kurz nach der Injektion verursachen. Auch Durchfall, Erbrechen und Schmerzen an der Injektionsstelle wurden beobachtet. Unerwünschte Effekte lassen sich durch eine Dosisreduktion beseitigen. Das Spray hat praktisch keine Nebenwirkungen.

NATRIUMFLUORID (NaF)

Natriumfluorid wirkt über eine Stimulierung der Osteoblastenaktivität, die einen lang anhaltenden Zuwachs an Knochenmasse bewirkt. Zu hoch dosiert kann es jedoch zu einer Zunahme der Oberschenkelhalsfrakturen führen, da Fluorid in hohen Dosen zur Bildung abnor-

mer, bruchanfälliger Knochensubstanz führt. In verschiedenen europäischen Studien werden für NaF Do-
sisempfehlungen zwischen 30 bis 80 mg pro Tag angegeben. Namhafte Osteoporosefachleute gehen davon aus,
dass der effektive Therapiebereich zwischen mindestens
12 bis 20 mg resorbierter Fluoridionen pro Tag liegt. In
dem genannten Dosisbereich wird eine Zunahme der
Knochendichte an der Lendenwirbelsäule von etwa drei
bis sechs Prozent pro Jahr erzielt, ohne dass Dichteve-
luste am Handgelenk oder Oberschenkelhals auftreten.
Die Häufigkeit von Wirbelfrakturen nimmt im zweiten
und dritten Behandlungsjahr signifikant ab. Die Gefahr
einer Zunahme von Oberschenkelhalsfrakturen hat sich
im genannten, relativ niedrigen Dosisbereich bei normaler Nierenfunktion bisher nicht gezeigt.

NEBENWIRKUNGEN
Mögliche Nebenwirkungen sind Übelkeit, Erbrechen
und ein unangenehmer Geschmack im Mund. Gelegentlich treten starke Schmerzen in Beinen und Füßen auf,
die mit Belastungsbrüchen einhergehen können.

ANABOLE STEROIDE
Die anabolen Steroide (Anabolika) ähneln dem männlichen Geschlechtshormon Testosteron. Sie werden bislang nur älteren Menschen gegeben oder wenn andere
Substanzen nicht helfen. Nandrolondecanoat, das einzige für diese Indikation zugelassene anabole Steroid, gibt
es als Injektionslösung in Fertigspritzen.

NEBENWIRKUNGEN
Mögliche Nebenwirkungen sind Akne, Flüssigkeitsre-
tention, Leberfunktionsstörung und Zeichen einer Ver-

männlichung, wie Tieferwerden der Stimme und Gesichtsbehaarung. Durch Erhöhung der HDL-Cholesterinspiegel steigt das Herzerkrankungs-Risiko an. Die meisten Fachleute sehen heute für Anabolika keinen Platz mehr in der Osteoporosebehandlung.

RALOXIFEN

Raloxifen ist in Deutschland zur Vorbeugung von Wirbelbrüchen bei postmenopausalen Frauen mit erhöhtem Osteoporoserisiko zugelassen. Raloxifen hat östrogenartige Effekte, ohne dabei Abbruchblutungen zu verursachen oder das Brustkrebsrisiko zu erhöhen. Tatsächlich scheint es sogar, zumindest in den ersten drei Behandlungsjahren – für längere Zeiträume liegen noch keine Daten vor –, vor Brustkrebs zu schützen. Raloxifen hat keinen Einfluss auf Wechseljahresbeschwerden. Ob es einen ähnlichen Schutz vor der Herzerkrankung bietet wie die HST, ist derzeit noch nicht geklärt.

NEBENWIRKUNGEN

Raloxifen ist nebenwirkungsarm. Es treten lediglich etwas häufiger Hitzewallungen und Krämpfe in den Beinen auf. Raloxifen erhöht das Risiko für eine Venenthrombose und sollte deshalb bei zurückliegender Thromboseerkrankung und Vorliegen von Risikofaktoren wie Venenentzündung (Phlebitis), Bettlägrigkeit oder Fettleibigkeit nicht eingesetzt werden.

WER SOLLTE RALOXIFEN MEIDEN?

Schwangere, Stillende sowie Frauen mit Endometrium- oder Brustkrebs sollten auf die Einnahme von Raloxifen verzichten. Auch ungeklärte Uterusblutungen sollten vor Therapiebeginn diagnostisch abgeklärt und behandelt

Kalziumpräparate

Kalziumpräparate gibt es in großer Vielfalt, in unterschiedlichen Salzverbindungen und Darreichungsformen. Die empfohlene Tagesdosis liegt zwischen 1000 und 1500 mg.

HANDELSNAME	DOSIS (MG)	ZUBEREITUNG
Basti Cal®	500	Brausetablette
Biolectra Calcium	500	Brausetablette
Calcium Sandoz® forte	500	Brausetablette
Calcium beta®	500	Brausetablette
Calciumcar. FNM	200	Kapseln
Calcium Dago®	160	Granulat
Calcium CT	500	Kautablette
Calcimagon	500	Kautablette
Calcipot®	77,50	Tablette
Calcium Stada®	500	Brausetablette
Calcium Verla®	1000	Brausetablette

Mengenangaben pro Medikamenteneinheit

81

werden. Für Frauen mit starken Wechseljahresbe-schwerden ist Raloxifen ungeeignet, da die Beschwerden dadurch verschlimmert werden können.

KALZIUMERGÄNZUNGEN

Kalzium wird häufig mit anderen Therapieansät-zen kombiniert, um deren Nutzen zu erhöhen. Der Markt bietet eine Vielzahl an Kalziumpräpara-ten, in verschiedenen Salzverbindungen – so als Kalziumkarbonat, Kalziumlaktat, Kalzi-umglukonat oder Kalziumglucobionat –, Darreichungsformen und natürlich auch Dosen. Die empfohlene Tagesdosis liegt zwischen 1000 und 1500 mg für Männer und Frauen mit Osteoporose. Diese Do-sis sollte auf drei Einnahmen täglich ver-teilt werden, da große Mengen Kalzium nur schlecht vom Darm resorbiert werden.

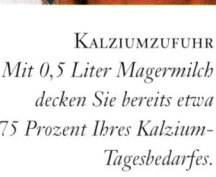

KALZIUMZUFUHR
Mit 0,5 Liter Magermilch decken Sie bereits etwa 75 Prozent Ihres Kalzium-Tagesbedarfes.

WER SOLLTE KALZIUMERGÄNZUNGEN NEHMEN?

Die Notwendigkeit einer Kalziumergänzung hängt von der täglichen Kalziumzufuhr über die Ernährung ab. Bei vielen Menschen lässt sich bereits durch kleine Umstel-lungen in der Ernährung eine Deckung des täglichen Kalziumbedarfes erreichen. Wer täglich 0,5 Liter Milch (etwa 750 mg Kalzium) und noch weitere Milchprodukte und kalziumreiche Nahrungsmittel zu sich nimmt, der braucht ganz bestimmt keine Kalziumergänzung.

NEBENWIRKUNGEN

Unerwünschte Wirkungen sind selten. Bei einigen Men-schen können Übelkeit und Durchfall auftreten – hier hilft Umsteigen auf ein anderes Präparat.

WICHTIGES AUF EINEN BLICK

- Es gibt heute verschiedene Formen der nicht hormonellen, medikamentösen Osteoporosetherapie, darunter fallen die Bisphosphonate, Vitamin D und Calcitonin.
- Die nebenwirkungsarmen Bisphosphonate werden als Tabletten eingenommen. Gelegentlich können Übelkeit, Verdauungsstörungen und Durchfall auftreten.
- Mit Vitamin D lässt sich bei älteren Leuten unterstützend das Risiko eines Oberschenkelhalsbruches reduzieren. Es kann eingenommen oder injiziert werden.
- Gelegentlich wird auch Calcitonin in der Osteoporosetherapie eingesetzt. Es wird zur Akut- und Intervallbehandlung injiziert, ist heute auch als Nasalspray erhältlich.
- Bei kalziumarmer Ernährung sollten Kalziumpräparate ergänzend eingesetzt werden.

Die Behandlung seltener Osteoporose- formen

Die meisten Osteoporosemedikamente sind für die Prävention und Behandlung der primären Osteoporose, speziell bei Frauen nach den Wechseljahren, getestet und zugelassen. Es gibt noch andere Formen von Osteoporose, die Kinder, jüngere Frauen und Männer betreffen können.

KORTIKOID-OSTEOPOROSE

Kortikoid-Osteoporose entsteht durch Langzeittherapie mit Kortison. In einer neueren Studie wurde die Wirksamkeit von Calcitonin-Injektionen und -Nasalspray in Kombination mit Kalzium bei dieser Erkrankung untersucht und mit einer alleinigen Kalziumtherapie und einer unbehandelten Gruppe verglichen. Knochendichtemessungen ergaben für die Calcitonin-Kalzium-Kombinationen leichte Zunahmeraten an Knochenmasse, ein Gleichbleiben oder leichten Verlust für die Kalziummonotherapie und signifikante Abnahmeraten in der unbehandelten Gruppe.

KORTIKOIDTHERAPIE
Studien haben belegt, dass das Bisphosphonat Risedronat Patienten beiderlei Geschlechts bei einer Langzeit-Kortikoidtherapie wirksam vor Knochenabbau schützen kann.

In Deutschland ist mittlerweile auch das Bisphosphonat Risedronat für die Behandlung der Kortikoid-Osteoporose zugelassen. Nach neuen Erkenntnissen soll Risedronat bei der Kortikoid-Osteoporose das einzige Therapeutikum sein, das eine Verringerung des Risikos für Wirbelfrakturen nach nur einem Jahr nachweist.

Betroffene, die etwa drei Monate lang mit sehr hohen Kortikoiddosen, von etwa 30 mg täglich, behandelt werden, sollten präventiv Kalzium oder Vitamin D bekommen. Zu Beginn einer anstehenden längerfristigen Behandlung mit 7,5 mg Prednisolon täglich über einen Zeitraum von mindestens sechs Monaten sollte eine Knochendichtemessung durchgeführt werden, von deren Ergebnis die Notwendigkeit einer Osteoporoseprophylaxe abhängig zu machen ist. Für Frauen, die Kortikoide einnehmen, ist nach der Menopause eine Hormontherapie zu empfehlen.

PRÄMENOPAUSALE FRAUEN

Osteoporose bei prämenopausalen Frauen kann eine Vielzahl von Ursachen haben, darunter Magersucht, Übertraining und gynäkologische Störungen. In diesen Fällen ist auf Grund des offensichtlich vorliegenden Hormonmangelzustandes eine Hormonsubstitution häufig die Therapie der Wahl. In dieser Altersgruppe können die Hormone als orales Kontrazeptivum (Anti-Baby-Pille) oder als klassisches HST-Präparat verabreicht werden.

Die Einnahme der »Pille« ist sinnvoll, wenn ein Wunsch nach Verhütung besteht. Da die Hormone hier jedoch meist höher dosiert sind, ziehen viele Frauen, die sehr empfindlich auf die Nebenwirkungen reagieren, ein HST-Präparat vor. Zu bedenken ist auch, dass die oralen

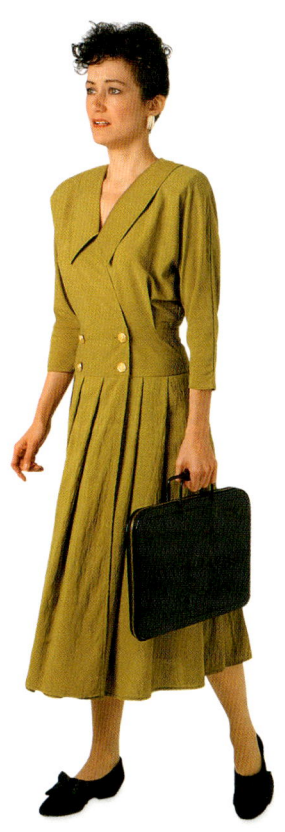

HORMONMANGEL
Osteoporose bei prämenopausalen Frauen wird häufig mit Hormonen behandelt, da meist ein Hormonmangel zu Grunde liegt.

Kontrazeptiva zudem das Risiko für Venenthrombosen erhöhen können.

OSTEOPOROSE BEI MÄNNERN

Lange Zeit galt Osteoporose als eine Art Frauenkrankheit. In den letzten Jahren kristallisierte sich immer mehr heraus, dass auch Männer relativ häufig von Osteoporose betroffen sind. Daraus ergab sich die Notwendigkeit, die Wirksamkeit verschiedener Therapieansätze bei Männern zu untersuchen. Da es hierfür bislang relativ wenig publizierte Therapieerfahrungen gibt, sind Überlegungen zur Behandlung von der zu Grunde liegenden Ursache bzw. den Risikofaktoren und dem klinischen Stadium der Erkrankung abhängig zu machen.

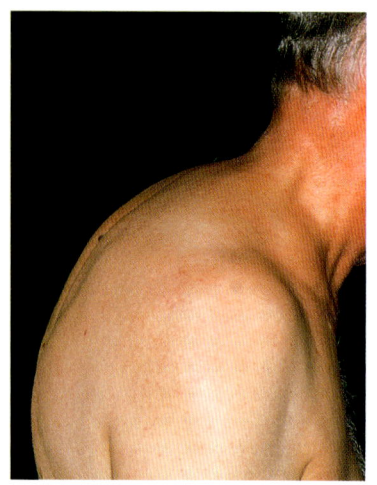

OSTEOPOROSE BEI
MÄNNERN
Osteoporose betrifft auch Männer, wie die Wirbelsäulenverkrümmung bei diesem Mann zeigt. Obwohl die Osteoporose beim Mann noch nicht so gut untersucht ist, gilt eine Testosteronsubstitution bei entsprechendem Mangel als wirksam.

In manchen Fällen liegt der Osteoporose ein Mangel an dem männlichen Geschlechtshormon Testosteron vor. Testosteron hat auf die Knochen eine ähnliche Wirkung wie Östrogen und sollte deshalb bei einem Mangelzustand ersetzt werden. Es kann als transdermales Pflaster oder intramuskuläre Injektion appliziert werden.

Auch die Bisphosphonate werden zur Behandlung der Osteoporose beim Mann eingesetzt. Studien kleineren Umfangs deuten darauf hin, dass sie den Knochenschwund bremsen und einen gesunden Kochenaufbau unterstützen. Über ihre Wirkung auf das Frakturrisiko beim Mann liegen jedoch noch keine Daten vor. Natriumfluorid und Calcitriol sind weitere Therapieansätze, die bereits bei Männern zum Einsatz gekommen sind. Im Bedarfsfall sollten auch Vitamin-D- und Kalziumergänzungen gegeben werden.

WICHTIGES AUF EINEN BLICK

* Die meisten Therapieformen bei Osteoporose sind lediglich an postmenopausalen Frauen untersucht worden.
* Mittlerweile ist Risedronat auch in Deutschland u. a. zur Therapie bei Kortikoid-Osteoporose zugelassen.
* Prämenopausale Osteoporose wird meist mit Hormonen – mit der klassischen »Antibabypille« oder einem HST-Präparat – behandelt.
* Für die männliche Osteoporose liegen relativ wenig veröffentlichte Therapieerfahrungen vor. Bei einem Mangel an dem männlichen Geschlechtshormon Testosteron gilt die Substitution mit diesem Hormon als effektiv.

Fragen und Antworten

Meine Mutter leidet, seitdem sie etwa 70 Jahre alt ist, an Osteoporose. Bedeutet das für mich, dass ich auch gefährdet bin?
Osteoporose ist eine weit verbreitete Krankheit, an der mit 80 Jahren jede dritte Frau leidet. Von daher ist es nichts Ungewöhnliches, eine Verwandte mit diesem Krankheitsbild zu haben, vor allem wenn diese hoch betagt ist. Das bedeutet auf keinen Fall zwangsläufig, dass die Erkrankung vererbt wird. Wenn Ihre Mutter jedoch als alter Mensch einen Oberschenkelhalsbruch hatte, dann ist damit Ihr Risiko, später im Leben eine Osteoporose zu entwickeln, leicht erhöht. Sie sollten mit einer Knochendichtemessung feststellen lassen, ob Ihre Knochenmasse im Normalbereich liegt. Hat Ihre Mutter dagegen eine Wirbelsäulenosteoporose, ist Ihr Risiko nicht erhöht, sofern Sie nicht noch weitere Risikofaktoren mitbringen. Suchen Sie im Zweifelsfall Ihren Hausarzt auf und besprechen Sie mit ihm Ihr Anliegen. Er kann eine Knochendichtemessung veranlassen.

Bei mir wurde eine Arthrose der Wirbelsäule (Osteoarthritis) festgestellt. Habe ich Osteoporose?
Nein. Bei einer Arthrose handelt es sich um ein völlig anderes Krankheitsbild, bei der eine Entzündung von den Knochen auf die Gelenke übergeht. Mit einem Dünnerwerden der Knochen hat dies nichts zu tun. Eine Ganzkörper-Röntgenaufnahme sorgt schnell für die differentialdiagnostische Abgrenzung. Osteoarthritis ist eine sehr häufige Erkrankung, die vor allem ältere Menschen betrifft und Schmerzen in den betroffenen Gelenken, einschließlich der Wirbelsäule, verursacht. In der Forschung gibt es Hinweise darauf, dass Personen mit Osteoarthritis seltener Osteoporose bekommen und umgekehrt.

Können Wirbelfrakturen, wie sie bei der Osteoporose vorkommen, die Rückenmarksnerven schädigen und Muskelschwäche oder gar -lähmung verursachen?
Nein. Es ist so gut wie unmöglich, dass osteoporotische Wirbelfrakturen Rückenmarksnerven oder die Nervenwurzeln

schädigen. Ausstrahlende Rückenschmerzen, die in ein oder beide Beine
ausstrahlen und mit Muskelschwäche und
Sensibilitätsstörungen einhergehen
können, sind eher auf einen Band-
scheibenvorfall oder eine andere Ursache
zurückzuführen.

**Ich habe Brustkrebs und werde mit
Tamoxifen behandelt, einem, wie man
mir sagte, Östrogenantagonisten.
Heißt das, dass durch die Tamoxifen-
therapie mein Osteoporoserisiko
zunimmt?**
Nein. Tamoxifen ist hochwirksam in der
Brustkrebsbehandlung und wirkt im
Brustgewebe der Östrogenaktivität
entgegen. Am Knochen selbst wirkt es
hingegen östrogenähnlich und schützt nach
der Menopause vor Knochenabbau, so dass
es wahrscheinlich sogar Ihr
Osteoporoserisiko senkt.

**Meine Mutter hat starke Osteoporose
mit Wirbelfrakturen und einen Grö-
ßenverlust von fast zehn Zentimetern.
Ist es zu spät für eine Therapie?**
Nein. Es ist nie zu spät, Osteoporose zu
behandeln, selbst in fortgeschrittenen
Fällen nicht. Zwar gibt es keine Behand-
lung, mit der sich die Krankheit in diesem
Stadium noch heilen ließe. Es gibt jedoch
Medikamente, die das künftige
Frakturrisiko senken.

**Sind unter Hormonsubstitution
regelmäßige Kontrolluntersuchungen
nötig?**
Viele Ärzte beraumen bei einer Hormonsubstitution eine allgemeine Kontroll-
untersuchung in halbjährlichen bis jährlichen Abständen an. Es reicht, wenn
eine Mammographie alle zwei Jahre im
Rahmen der empfohlenen Krebsvorsorge-
untersuchung für Frauen ab 50 vorgenommen wird. Treten in unregelmäßigen
Abständen Vaginalblutungen auf und
bleiben diese auch nach den ersten drei
Behandlungsmonaten bestehen, sollten Sie
Ihren Arzt aufsuchen, damit dieser eine
Biopsie der Gebärmutterschleimhaut
anordnen kann.

**Woher weiß ich, ob meine Osteo-
porosetherapie überhaupt wirkt?**
Die Behandlung erfordert Zeit und
Geduld, es gibt keine erkennbaren, frühen
Zeichen für die Wirksamkeit der Therapie.
Die Medikamente, die den Knochenabbau
verhindern sollen, haben zudem keinen
Einfluss auf das Schmerzgeschehen.
Erwarten Sie deshalb bitte keine rasche
Besserung Ihrer Schmerzen oder Beweglichkeit. Knochendichtemessungen
dokumentieren am besten den Therapie-
erfolg. Veränderungen in der Knochenmasse und -dichte lassen sich mit ihnen
jedoch erst nach ein bis drei Jahren
feststellen.

Glossar

Algodystrophie: Schmerzen, Schwellung und Steifheit der Hand nach Handgelenksfraktur.

Amenorrhoe: Ausbleiben der Regelblutung vor der Menopause.

Colles-Fraktur: Bruch am unteren Ende des daumenseitig gelegenen Unterarmknochens (Speiche, Radius), wird als Handgelenksfraktur bezeichnet.

DXA: Dual-Photonen-X-ray-Absorptiometrie, eine Technik der Knochendichtemessung.

Endometriumkarzinom: Krebs der Gebärmutterschleimhaut.

Fraktur: Knochenbruch.

HST: Hormonsubstitutions- oder Hormonersatztherapie.

Hydrotherapie: sanfte Bewegungsübungen im warmen Wasser.

Hysterektomie: Entfernung der Gebärmutter.

Knochenmineraldichte/Knochendichte: Knochen- oder Skelettmasse eines Individuums.

Knochenscan: Knochendichtemessung.

Menopause: Zeitpunkt der letzten Menstruation.

Östrogen: ein weibliches Geschlechtshormon.

Osteoblasten: Knochenbildungszellen.

Osteoklasten: Knochenfresszellen.

Peak Bone Mass: maximale Knochenmasse, Spitzenknochenmasse.

Perimenopause: der Zeitpunkt um die Menopause herum.

Physiotherapie: symptomatische Behandlung mit Hilfe von Körperübungen.

Progesteron: ein weibliches Geschlechtshormon.

TENS: transkutane elektrische Nervenstimulation.

Testosteron: das männliche Geschlechtshormon.

Vertebrae: die einzelnen Wirbel, die die Wirbelsäule bilden.

Witwenbuckel: Verkrümmung der Wirbelsäule im oberen Brustbereich.

Wichtige Adressen

Bundesselbsthilfeverband Osteoporose e.V.
Kirchfeldstraße 149
40215 Düsseldorf
Tel.: 02 11/31 91 65

Deutsche Osteoporose Hilfe
Informations- und Koordinationsstelle zur Errichtung von Selbsthilfegemeinschaften für Osteoporose Betroffene e.V.
Leitung: Wismarer Straße 6
3000 Hannover 61
Tel.: 05 11/55 93 20

Kuratorium Knochengesundheit
Hettenbergring 5
74889 Sinsheim
Service-Nummer: 01 90/0 85 45 25
(49 Pf/min.), Mo–Fr 8.00–12.30 Uhr
Fax: 0 72 61/6 46 59

Selbsthilfe »Osteoporose«
Mag. Christina Thaller
Bastiengasse 36-38
A-1180 Wien
Tel.: (+43 1) 47 61 53 73

donna mobile
Bischofsteinweg 15
CH-4450 Sissach
Osteoporose-Helpline: (08 48) 80 50 88
Internet: www.donna.ch

Register

Dank

DANK DES VERLAGS

Dorling Kindersley dankt den folgenden Personen
für ihre Hilfe und Mitarbeit an diesem Buch:

Herstellung Michelle Thomas; **Beratung** Dr. Sue Davidson;
Register Indexing Specialists, Hove; **Koordination** Christopher Gordon.

Illustrationen: (S. 12, S. 13, S. 28, S. 27, S. 32, S. 33, S. 57, S. 70, S. 81,
Titelbild, oben links) © Philip Wilson; (S. 17) Neal Johnson.

Bildrecherche Angela Anderson; **Bildarchiv** Charlotte Oster.

BILDNACHWEIS

Der Verlag Dorling Kindersley dankt den nachfolgend Genannten für die
freundliche Erlaubnis zum Abdruck ihres Bildmaterials. Sollten trotz der intensiven
Bemühungen, alle Rechteinhaber korrekt zu ermitteln, Fehler unterlaufen sein,
so bittet der Verlag, diese zu entschuldigen. Selbstverständlich ist in der nächsten
Auflage des Buches eine Ergänzung bzw. Korrektur des Bildnachweises möglich.

Science Photo Library S. 3, S. 31 (Mehau Kulyk), S. 11 (Dr. Tony Brain),
S. 15, Titelbild, unten links (Professor P. Motta), S. 26 (BSIP/F Keene),
S. 30, Titelbild, unten Mitte (GCa-CNRI), S. 63 (Chris Bjornberg),
S. 77 (Dr. E. Walker), S. 86 (Dr. P. Marazzi)